Gutachten und Technik
in der Veterinärpathologie

Roland Rudolph

Gutachten und Technik in der Veterinärpathologie

Ferdinand Enke Verlag Stuttgart 1984

Professor Dr. med. vet. Roland Rudolph

Institut für Veterinär-Pathologie
der Freien Universität Berlin
Drosselweg 1–3
D–1000 Berlin 33

CIP-Kurztitelaufnahme der Deutschen Bibliothek

Rudolph, Roland:
Gutachten und Technik in der Veterinärpathologie
/ Roland Rudolph. – Stuttgart : Enke, 1984. –
ISBN 3-432-94471-3

Dieses Buch trägt – mit Einverständnis
des Georg Thieme Verlages, Stuttgart –
die Kennzeichnung

flexibles Taschenbuch

Alle Rechte, insbesondere das Recht der Vervielfältigung und Verbreitung
sowie der Übersetzung, vorbehalten. Kein Teil des Werkes darf in irgendeiner
Form (durch Photokopie, Mikrofilm oder ein anderes Verfahren) ohne schrift-
liche Genehmigung des Verlages reproduziert oder unter Verwendung elektro-
nischer Systeme verarbeitet, vervielfältigt oder verbreitet werden.

© 1984 Ferdinand Enke Verlag, P.O.Box 1304, D–7000 Stuttgart 1 –
Printed in Germany

Satz: Composersatz Heinrich-Jung, 7120 Bietigheim-Bissingen
Druck: Maisch + Queck, 7016 Gerlingen

Vorwort

In relativ kurzer Zeit sind Änderungen bei der ökonomisch orientierten Tierhaltung sowie Intensivierung der Heim- und Zootierhaltung erfolgt. Des weiteren besteht gegenwärtig eine wesentlich angestiegene Ausbildungsverpflichtung im Vergleich zu früheren Jahren. In verstärktem Maße sind bewußter Umgang mit Fragen der Hygiene, der Umweltbelastung, der Übertragung von Krankheiten zwischen Tieren und auf den Menschen sowie die Bereitschaft der Auseinandersetzung auf dem Rechtsweg hinzugekommen.

Diese neuen und zum Teil auch verlagerten Schwerpunkte erfordern vom Tierarzt zunehmend Befunderhebungen mit gutachterlicher Stellungnahme sowie Kenntnisse über Untersuchungstechniken und Gewebebehandlungen für weiterführende Methoden. Die Studierenden der Tiermedizin müssen entsprechend vorbereitet werden, wozu praktisches Training und insbesondere auch der Zugriff zu aktuellen Lernhilfen gehört.

Die vorliegende kurzgefaßte Anleitung ist in der Hoffnung entstanden, hierfür einen Beitrag zu liefern. Leider sind diesbezügliche Bücher in der Tiermedizin seit Jahrzehnten weder überarbeitet noch neu aufgelegt worden, so daß diese den gegenwärtigen Forderungen nicht mehr ausreichend gerecht werden.

Dessen ungeachtet stellen die vorzüglichen Bearbeitungen aus den Jahrzehnten um die Jahrhundertwende weiterhin eine Fundgrube an wertvollen Daten und sorgfältiger Beschreibung für die Befunderhebung und zur Sektionstechnik dar. Insbesondere sind dabei Persönlichkeiten des deutschsprachigen Raumes hervorzuheben, welche systematische Grundlagen für die heutige Tätigkeit erarbeiteten (vor allem *Fleischmann, Gurlt, Rokitansky, Virchow, Schütz, Kitt, Olt, Krause* sowie deren Schüler).

Trotz der Weiterentwicklung von Spezialisierungen innerhalb der Tiermedizin hat der Pathologe eine zentrale, verschiedene Fachgebiete berührende Stellung behalten, wodurch auch weiterhin die breitgefächerte Auftragserfüllung im Rahmen des Tierseuchengesetzes, bei der Ausbildung von Studierenden der Tiermedizin gemäß Tierärztlicher Approbationsordnung, zur Erkennung von Zooanthroponosen, als verantwortlicher Wissenschaftler in der Grundlagenforschung oder in praxisbezogenen Forschungsprogrammen, bei der Aufklärung von Infektionskrankheiten innerhalb von Tierpopulationen, zur Ermittlung von Krankheitsabläufen und Todesursachen, in der Krebsdiagnostik und als Gutachter in forensischen Fällen gewährleistet bleiben sollte.

VI Vorwort

Es ist mir bisher vergönnt gewesen, diese Tätigkeiten als Lernender und Lehrender an verschiedenen Universitäten kennenzulernen, bzw. auch selbst zu vertreten. Daraus resultieren Anregungen und Herausforderungen, deren Resultate stiller Bestandteil auch der vorliegenden Anleitung sein mögen und für die ich meinen Kollegen der Universitäten in Gießen, München, Berlin (West), Manhatten (Kansas, USA), Wien und Berlin (Ost) dankbar bin.

Berlin (West) im Frühjahr 1984　　　　　　　　　*Roland L. Rudolph*

Inhalt

1 Obduktion eines Tieres 1
2 Sektionstechnik bei Hund und Katze 2
3 Sektionstechnik beim Pferd 11
4 Sektionstechnik beim Schwein 14
5 Sektionstechnik bei Wiederkäuern 15
6 Sektionstechnik bei Vögeln 17
7 **Obduktionsbericht** 22
   Erläuterungen zur Formulierung eines Obduktionsberichtes 24
8 **Befundbericht über Organuntersuchung** 39
   Erläuterungen zur Formulierung eines Befundberichts über Organuntersuchung 40
9 **Tumorbericht** 50
   Erläuterungen zur Formulierung eines Tumorberichts .. 51

Literatur 59
Sachregister 61

1 Obduktion eines Tieres

Jede Tiersektion ist eine individuelle Aufgabe. Die Entscheidung über die Art und Weise der Obduktion erfolgt

— gemäß einem Gesetzesauftrag
— oder in eigenem Ermessen
— bzw. in Absprache mit dem Auftraggeber.

Die nachfolgende Schilderung einer Anleitung für die Sektionstechnik stellt einen bewährten Präparationsgang dar, von dem aber selbstverständlich abgewichen werden kann, wenn Gründe dies ratsam erscheinen lassen, wie z.B.

— vorerst zu schonende pathologisch-anatomische Veränderungen
— spezielle Präparationen
— Operationsbereiche
— nicht änderbare Lage des Tierkörpers
— Anfertigung von Gefäß- oder Hohlraumausgüssen
— Vorbereitung für Foto- oder Perfusionsfixierung
— Sicherung für Organ- und Gewebspräparation oder Dermoplastik
— gezielte Entnahmen
— Teilsektionen.

Da Hunde und Katzen relativ häufig zu obduzieren sind, werden die Anleitung für diese Tierarten beispielhaft vorangestellt und bei den anderen Spezies nur die Abweichungen aufgeführt.

2 Sektionstechnik bei Hund und Katze

A. Lage des Tierkörpers:

Die Rückenlagerung erfordert i.d.R. Haltehilfe, Stützgerät oder Anbinden von Extremitäten unter Lateralzug, ermöglicht jedoch symmetrisches Arbeiten, bessere Sicherung von Fremdinhalt aus Thorax bzw. Abdomen oder auch sterile Entnahmen. Die Seitenlage entspricht — abgesehen von speziellen Lagerungen bei Behandlungen oder Operationen — häufig der Situation während schwerer Erkrankung oder beim Sterben, erlaubt einen besseren Situs und erfordert weniger Hilfestellung; das Tier liegt auf der linken Seite, der Obduzent befindet sich an der Ventralseite des Abdomens.

B. Entfernung der Haut:

1. Schnitt in der Medianlinie von der Symphyse der Mandibula bis zum Anus — Nabel, Präputium, Vulva und Anus beiderseits halbkreisförmig umschneiden.
2. An der Innenseite der vier Extremitäten, beginnend distal, Schnitt in ganzer Länge nach proximal bis zum Treffpunkt in der Medianen.
3. Nach Ringschnitten in den distalen Extremitätenbereichen Präparation der Haut nach dorsal und lateral.
4. Lösung der Haut an Kopf, Thorax und Abdomen in Richtung Dorsallinie, wobei das Integument im Schwanzwurzelgebiet zur bleibenden Identifizierung mit dem Tierkörper verbunden bleibt.

C. Extremitäten:

Durchtrennung der Muskeln und Exartikulation der Hüftgelenke bis zur Seitenlage der Extremitäten, welche dadurch einen auf dem Rücken liegenden Tierkörper stabilisieren helfen; bei Seitenlage Entfernung der beiden oben liegenden Extremitäten; Eröffnung aller großen *Gelenke*.

D. Kopf:

1. Symphyse oder Diastema eines Astes der *Mandibula* durchtrennen; unter mäßigem Zug exartikulieren, ggf. innere und äußere Kaumuskulatur absetzen.
2. Lösung der *Zunge* aus der Maulhöhle nach aboral mit Exartikulation der Zungenbeine.
3. Querschnitt im Bereich des Übergangs vom harten zum weichen *Gaumen* und Mitnahme von *Pharynx, Tonsillen, Ösophagus, Kehlkopf* und *Trachea* im Zusammenhang bis vor die Thoraxapertur, Weiterpräparation erst nach Thoraxeröffnung.
   Alternativ kann die Zunge auch beiderseits medial der Unterkieferäste gelöst, nach ventral herausgezogen und wie oben beschrieben weiterpräpariert werden. Maulhöhle zugänglich.
4. *Absetzen des Kopfes:* von ventral die Ligg. latt. atlantis des Atlanto-Okzipitalgelenkes sowie das Rückenmark durchtrennen, Weichteile zirkulär durchschneiden, über einer Kante exartikulieren.

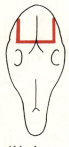
Abb. 1

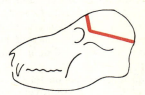
Abb. 2

Abb. 1 und 2 Schnittführungen zur Entnahme des Gehirns beim Fleischfresser

5. *Entnahme des Gehirns* (Abb. 1, 2): Temporalismuskulatur entfernen, Schädel mittels dreier Schnitte in Dreieckform aufsägen:
   a) Querschnitt in Höhe der lateralen Augenwinkel (bei Hunden mit langer Nase und ausgeprägter Crista sagittalis 3 cm weiter aboral);
   b) Anlegen je eines Längsschnitts medio-dorsal der Condylen bis zu den Endpunkten des Querschnitts;
   Schädeldach und Dura mater entfernen.

Schädel mit Öffnung nach ventral in der Hand halten und mit gebogener Schere Abgang der Gehirnnerven, Hypophysenstiel und Bulbus olfactorius durchtrennen, dabei das sich lösende Gehirn in der gleichen Hand aufnehmen.
6. *Öffnung in der Nasenhöhle:* Sägeschnitt sagittal paramedian mit Herausschneiden des Septums oder horizontal unterhalb des Nasendaches oder sagittal transversal oral der Prämolaren.

E. Bauchhöhle:

1. *Penis* wird bis zum Arcus ischiadicus zurückpräpariert und bleibt vorerst liegen (Vorsicht! Harnröhre nicht zerschneiden!)
2. Eröffnung der Bauchhöhle in der Medianen; Schnittführung unter Fingerschutz der Eingeweide in Richtung Brustbein, vor dessen Erreichen bereits *Zwerchfellstand* prüfen (ist dieses nicht nach kran. gewölbt — Veränderung im Thorax oder des Diaphragmas selbst); Schnitt bis Xiphoid und Beckensymphyse verlängern.
3. Entlastungsschnitt senkrecht zur Lende, Seitwärtsklappen oder Entfernung der Bauchdecke mittels Schnitt entlang des Rippenbogens (Bauchsitus).
4. *Lage* der Bauchhöhlenorgane kontrollieren.
5. *Netz* und *Milz* herausnehmen.
6. Die Entnahme des *Darmes* kann in Kontinuität des Verdauungskanals erfolgen; zur Vereinfachung ist eine schrittweise Entnahme üblich, wobei folgende Unterbindungen erfolgen:
    a) am Ende des Duodenum (entspricht der Lage des Lig. duodenocolicum, in etwa auch dem Ende des Pankreasschwanzes bzw. der Beckenflexur);
    b) Rektum am Beckeneingang.
   Es werden nach vorsichtigem Verstreichen des Darminhalts jeweils zwei Ligaturen gelegt und der Darm zwischen diesen durchschnitten; der Darm (Jejunum bis einschließlich Kolon) wird vom Mesenterium getrennt meanderförmig auf den Tisch gelegt (Abb. 3), durch eine Pinzette an der Unterlage gehalten, mit einer Knopfschere entlang des Gekröseansatzes aufgeschnitten und nach den Seiten aufgeklappt (Abb. 4); die Ligaturen werden eröffnet.
7. *Mesenterium* an der Gekrösewurzel absetzen, *Mesenteriallymphknoten* untersuchen.
8. *Ösophagus* vor der Kardia und *V. cava caudalis* zwischen Leber und Zwerchfell unterbinden und durchtrennen.
9. *Magen, Leber, Duodenum* und *Pankreas* im Zusammenhang entnehmen; Durchgängigkeit des *Gallenganges* prüfen: Duodenum

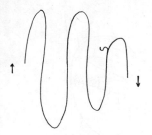

Abb. 3 Meanderförmige Auflage des Darmes, Schnittführung entlang des Gekröseansatzes in Richtung der Darmpassage

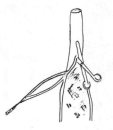

Abb. 4 Fixation des Darmes mit Pinzette am Tisch und Öffnung mit Knopfschere

öffnen, Druck auf Gallenblase, Galle sollte aus der Papilla ablaufen; Leber abtrennen, Gallenblase aufschneiden; Magen entlang der großen Kurvatur öffnen.
10. *Nebenniere* herausnehmen und anschneiden. *Nieren* lateral umschneiden, stumpf aus perirenalem Fettgewebe lösen, Nierengefäße und Ureteren freipräparieren und vorerst im Tierkörper belassen.
11. Ebenso mit *Ovarien* und *Uterus* verfahren, welcher vom Mesenterium abgesetzt wird.
12. *Aorta* und *Hohlvene* bis zur Endaufzweigung untersuchen.
13. *Zwerchfell* am Thoraxansatz abschneiden und flach auflegen.

F.: Beckenhöhle:

1. Muskulatur ventral am Beckenboden entfernen (bei männlichen Tieren dabei die kaudal umschlagene Harnröhre schonen!).
2. Bei *Rückenlage* des Tierkörpers beidseits etwa fingerbreit parallel der Symphyse im Bereich der Foramina obturata die Knochen des Pecten ossis pubis und Arcus ischiadicus durchtrennen (Abb. 5), Beckenboden entfernen.
   Bei *Seitenlage* des Tierkörpers werden Symphyse und Darmbeinsäule durchsägt (Abb. 5), Muskeln und Bänder abgetrennt und der so gelöste knöcherne Beckenteil entnommen (Beckensitus).
3. *Uro-Genitalorgane* sowie *Rektum* einschließlich Anus und Vulva werden in jeweiliger Kontinuität nach kaudal herauspräpariert (bei männlichen Tieren einschließlich *Penis!*).

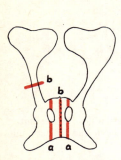

Abb. 5 Schnittführungen zur Öffnung des Beckenraumes bei Rückenlagerung (a) und Seitenlagerung (b) des Tierkörpers

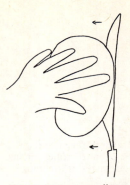

Abb. 6 Niere beim Öffnen mit flacher Hand unter geringem Druck abdecken

4. *Nieren* flach legen und etwa in halber Höhe von der Rinde zum Hilus hin aufschneiden (Abb. 6), dabei Nierenbecken und von da aus mit Schere *Ureteren* eröffnen, mit Pinzette von der Schnittkante aus Nierenkapsel abziehen.
5. *Harnblase* vom Scheitel über ventral und Urethra in ganzer Länge bis zum Orificium externum aufschneiden.
6. Beim männlichen Tier Querschnitt durch die *Prostata* und Längsschnitt durch beide *Hoden* legen.
7. Beim weiblichen Tier *Ovarien* aus der Bursa ovarica lösen, *Uterus* einschließlich *Zervix* und *Vagina* aufschneiden.

G. Brusthöhle:

1. Bei Rückenlage des Tierkörpers wird *Thorax* beidseits in der Rippen-Rippenknorpelgrenze geöffnet und das Sternum abgesetzt (Abb. 7). Bei Seitenlage erfolgt die Durchtrennung der Rippen einmal wirbelsäulennah nach Anlegen einer Schnittlinie durch die abdeckenden Weichteile und zum anderen von der Pleuraseite aus am Sternum mit Entfernung dieser Brustwand (Brustsitus) (Abb. 7).
2. *Zunge* und *Halsorgane* weiter nach kaudal präparieren und unter Zug im Zusammenhang mit *Lunge, Herz* und *Aorta thoracica* von den mediastinalen Verbindungen und ventral der Wirbelsäule absetzen (Das Herz wird nicht von der Lunge abgetrennt!).

Sektionstechnik bei Hund und Katze

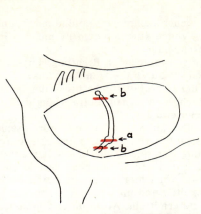
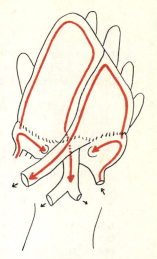

Abb. 7 Schnittführungen bei Öffnung des Thorax bei Rückenlagerung (a) und Seitenlagerung (b) des Tierkörpers

Abb. 8 Schnittführungen zur Öffnung von Herzkammern und Gefäßstämmen

3. *Herzbeutel* an der Spitze eröffnen, Längsschnitt zur Herzbasis, Beutel zurückklappen.
4. *Herz* so in die Hand legen, daß beide Herzohren nach oben gerichtet sind und die Herzspitze vom Obduzenten weggerichtet ist; auf diese Weise befindet sich die linke Kammer links und die rechte Kammer rechts, außerdem können die zu- und abführenden Gefäße leicht aufgefunden werden (Abb. 8).

Der *Herzschnitt* erfolgt im Sinne des Blutstromes, das Herzblut wird aufgefangen.
a) V. cava kurz vor der Einmündung in die rechte Vorkammer aufschneiden;
b) von dieser Öffnung aus einen senkrecht in Richtung Herzkranzfurche führenden Schnitt durch die Wand der rechten Vorkammer und entlang der Herzkranzfurche bis in das rechte Herzohr führen, vorsichtige Entfernung des Blutes, Betrachtung der Atrioventrikularöffnung von der Vorkammerseite aus;
c) Eröffnung der rechten Kammer an der Außenkante durch senkrechte Fortführung des Schnittes von der V. cava durch die Vorkammer in Richtung Herzspitze, dann die oben liegende

rechte Kammerwand durch Entlangschneiden am Septum aufklappen, Blut vorsichtig entnehmen, dann Arteria pulmonalis in Verlängerung des Schnittes bis in die zwei Hauptäste innerhalb der Lunge eröffnen;
d) aus der Lunge kommend ziehen mehrere Vv. pulmonales zum linken Herzen, eine dieser Venen kurz vor dem Einmünden in die linke Vorkammer aufschneiden;
e) von dieser Öffnung aus einen senkrecht in Richtung Herzkranzfurche führenden Schnitt durch die Wand der linken Vorkammer und entlang der Herzkranzfurche bis in das linke Herzohr führen, Blut vorsichtig entfernen, Betrachtung der Mitralis von der Vorkammerseite aus;
f) Eröffnung der linken Kammer an der Außenkante durch senkrechte Fortführung des Schnittes von der V. pulmonalis durch die Vorkammer in Richtung Herzspitze, über die Spitze entlang des Septums schneiden und damit die oben liegende linke Kammerwand anheben, Blut vorsichtig entfernen, durch Blick oder Palpation den gewinkelten und unter der A. pulmonalis liegenden Abgang der Aorta ermitteln, Aorta unter Durchschneiden der A. pulmonalis aufschneiden.

Zusätzlich kann vor dieser Obduktion des Herzens ein Querschnitt parallel zur Herzkranzfurche in halber Höhe durch linke und rechte Herzkammer angelegt werden, wodurch die Schnittfläche eine vergleichende Beurteilung der Lumina sowie der Wanddicke von Kammern und Septum ermöglicht. Erst *nach* der Untersuchung der Gefäße wird das Herz von der Lunge abgesetzt.

5. *Rachenring* durchschneiden und aufklappen, wodurch die *Tonsillen* sichtbar werden.
6. *Ösophagus* in ganzer Länge aufschneiden und von kaudal bis zum Kehlkopf von der Trachea ablösen.
7. *Schilddrüse* und *Epithelkörperchen* untersuchen.
8. *Kehlkopf* und *Trachea* dorsal sowie weiter die Hauptbronchien aufschneiden;

bei der Sektion der *Lunge* ist vorher zu entscheiden, ob der Gefäß- oder der Bronchialpräparation der Vorzug gegeben werden soll.

H. Weitere Sektion

1. *Körperlymphknoten* aufsuchen, insbesondere Mandibular-, Retropharyngeal-, Axillar-, Bug-, Brusteingangs-, Darmbein-, Becken-, Inguinal- und Popliteallymphknoten; diejenigen der großen Parenchyme werden zusammen mit dem jeweiligen Organ untersucht (Lunge, Leber, Magen, Niere, Dickdarm).

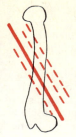

Abb. 9 Längsöffnung der Femurdiaphyse durch parallel versetzte Schläge

Abb. 10 Öffnung des Wirbelkanals zur Untersuchung des Rückenmarks

2. Das *Knochenmark* ist bei älteren Tieren aus Sternum, Wirbelkörper, Beckenkamm, Femurkopf, Rippe oder Epiphyse zu entnehmen. Zusätzlich bietet sich die Diaphyse der langen Röhrenknochen an (vor allem bei jüngeren Tieren, Aktivierung des Knochenmarkes, Neoplasien!), wobei i.d.R. ein Femurknochen geöffnet wird:

   Kniegelenk winkeln, das gespannte Lig. rectum patellae quer durchschneiden, Kniegelenk ganz eröffnen, Femur in Richtung Tierkörper von allen Weichteilen freipräparieren, zum Schluß im Hüftgelenk absetzen, Schaft auf feste Unterlage legen, mit Messerrücken schräg und mehrmals parallel versetzt auf die Diaphyse schlagen (Abb. 9), angestrebt ist ein Aufbrechen in der Längsrichtung zum Freiwerden eines längeren Knochenmarkareals.

3. Entnahme des *Rückenmarks* nach Öffnung des Canalis vertebralis durch Entfernung des Arcus vertebrae jedes Wirbels:
   a) Weichteile dorsal der Wirbelsäule wegschneiden, bis die Knochen der Dorn-, Quer- und Gelenkfortsätze freigelegt sind, zur Erleichterung beim Festhalten während der weiteren Präparation die Querfortsätze des Thoraxbereichs auf die Länge derjenigen der übrigen Wirbel kürzen;
   b) kranial beginnend jeweils rechts und links neben dem Processus spinosus mit einer Knochenzange den Wirbelbogen durchbrechen und diesen gelösten Knochenteil des dorsalen Bereichs entfernen, Wirbel für Wirbel gleich verfahren (Abb. 10);
   c) mit Pinzette Dura mater spinalis am kranialen Beginn des Rückenmarks leicht hochziehen, die segmental abgehenden Wurzeln der Dorsal- und Ventralnerven durchschneiden und das Rückenmark vorsichtig aus dem Wirbelkanal herausheben;

d) mit feiner Schere die Dura dorsal in ganzer Länge aufschneiden;
   e) mit scharfer Klinge Transversalschnitte der einzelnen Rückenmarksegmente (bei der ganzen Präparation Parenchym möglichst nicht quetschen oder zerren!).
4. Die *Mineralisation des Skeletts* ist bereits am Schädel, an den Rippen, am Becken, am Femur und an den Wirbelbögen grob ermittelt; zusätzlich dient eine Bruchprobe an den Rippen als Anhaltspunkt: Interkostalmuskulatur entlang von Rippen abschneiden, Rippen im knöchernen Teil nach lateral brechen und Knackgeräusch beurteilen.

3 Sektionstechnik beim Pferd

Das Pferd wird auf die Seite gelegt, so daß die für Hund und Katze beschriebenen Möglichkeiten der Sektion bei *Seitenlage* des Tierkörpers zur Regel werden (siehe Ausführungen bei Einleitung Extremitäten, Kopf, Beckenhöhle, Thorax). Folgende zusätzliche Schritte gelten für das Pferd:
1. Das Pferd liegt vorteilhaft auf der *rechten* Seite, weil dadurch der großlumige Blinddarmkopf und die magenähnliche Erweiterung des großen Kolons blickfern liegen, d.h. nach Eröffnung der Bauchhöhle nicht den Blick auf mehrere andere Organe verlegen.
2. Vor Eröffnung der Bauchhöhle bei der Stute *Euter* abschneiden und beim Hengst bzw. Wallach Penis analog Rüde zurückklappen.
3. Linke *Bauchwand* entlang Rippenbogen, Lendenwirbelsäule und Becken entfernen.
4. Besonders sorgfältig auf Lageveränderungen des Darmes achten (häufige Kolikursache!).
5. Zwei *zusätzliche Darmligaturen:*
   a) kleines Kolon nach dem Austritt aus der magenähnlichen Erweiterung des großen Kolons,
   b) Ileum vor der Einmündung in das Zäkum;
   aus Gründen der Arbeitsvereinfachung wird somit der Darm in mehrere Abschnitte getrennt und der Magen-Darm-Kanal gemäß der Übersichtlichkeit in folgender *Reihenfolge* vom Mesenterium getrennt aus der Bauchhöhle herausgenommen: kleines Kolon, Jejunum mit Ileum, großes Kolon mit Zäkum (vor Entnahme des Dickdarms, Punkte 6, 7 und 8 durchführen!), Magen mit Duodenum, Rektum;
   beim Anlegen der Unterbindungen sowie dem Lösen des Duodenums vom Gebiet der kranialen Gekrösewurzel und von der Leber ist aus Vorsicht stumpf zu präparieren.
6. Nach Freilegen von A. und V. renalis sowie des Harnleiters wird die linke *Niere* entnommen.
7. Gesamte Länge der *Aorta* nach kaudal in die Aufzweigungen (Aa. iliacae) sowie die Abgänge von Aa. mes. cranialis und caudalis aufschneiden (häufig parasitäre Veränderungen!) (Abb. 11).
8. Ein Stück der Aorta — beginnend kranial der A. mes. cran. und endend kaudal der A. mes. caud. — wird in Kontinuität mit großem Kolon und Zäkum herausgenommen, um am Tisch den gesamten Arterien- und ggf. auch Venenverlauf zu untersuchen.
9. Vor Entnahme der *Milz* sind deren Hilusgefäße zu unterbinden, um den Blutabfluß von den Schnittstellen zu vermeiden.

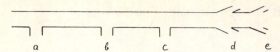

Abb. 11 Abzweigungen von der Aorta abdominals des Pferdes: Truncus coeliacus (a), A. mes. cran. (b), A. mes. caud. (c), A. iliaca (d) und A. hypogastrica (e)

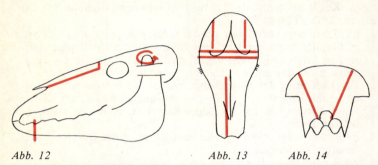

Abb. 12　　　　　　　*Abb. 13*　　　*Abb. 14*

Abb. 12 Schnittführungen für Absetzen des Unterkiefers und Entnahme des Nasenseptums beim Pferd

Abb. 13 Schnittführungen für Öffnung des Schädelraumes und alternative Entnahme des Nasenseptums beim Pferd

Abb. 14 Schnittführungen von der jeweiligen Innenseite der Kondylen zum Schnittpunkt der lateralen Augenwinkel beim Pferd

10. Das *Pankreas* wird zusammen mit der magenähnlichen Erweiterung des großen Kolons oder – wie auch die *Leber* – isoliert herausgenommen.
11. *Linken Unterkieferast* im Bereich des Diastema durchsägen, äußere und innere Kaumuskulatur vom Unterkieferknochen abschneiden, linkes Kiefergelenk durch Umschneiden des Processus coronoideus muscularis sowie unter Zug exartikulieren, Knochen entfernen (Abb. 12).
12. *Luftsäcke* untersuchen.
13. Vor dem *Absetzen des Kopfes* im Atlanto-Okzipitalgelenk müssen ventral dieses Gelenkes liegende Muskelbündel durchtrennt werden.
14. Rechten Unterkiefer absetzen.
15. *Entnahme des Gehirns:* der Querschnitt wird doppelt gelegt (Abb. 13 und 14):

a) lateral der Augenwinkel,
b) etwa 3 cm kaudal davon;
   der zwischen diesen beiden Schnitten liegende Teil der Lamina externa wird mit Hammer und Meißel entfernt, wodurch die *Stirnhöhle* eingesehen werden kann.
16. Die Entnahme des *Nasenseptums* ist Pflicht (Rotz-Diagnostik!) und erfolgt nach sagittal-paramedianem Sägeschnitt durch den Schädel oder nach Entfernung des Nasendaches.
17. Weitere Untersuchung der *Nasennebenhöhlen* wird durch zwei Sägeschnitte ermöglicht:
    a) Absägen des Schneidezahnteils des Oberkiefers im Bereich des Diastema,
    b) Querschnitt durch Gesichtsschädel, beginnend in Höhe der medialen Augenwinkel und endend aboral der Molaren.
18. Der Femur wird zur Entnahme des *Knochenmarks* längs durchsägt (siehe jedoch auch Ausführungen bei Hund und Katze).
19. Die *Phalangen* werden exartikuliert, die Hufbeine median durchsägt.

4 Sektionstechnik beim Schwein

Die Lage des Tierkörpers, sowie die wesentlichen Sektionsabschnitte, entsprechen den für Hund und Katze geschilderten Möglichkeiten mit folgenden Variationen:
1. Für die Allgemeinuntersuchung wird die *Haut* nicht abgezogen.
2. *Zusätzliche Darmligatur* vor der Einmündung von Ileum in das Zäkum, so daß Dünn- und Dickdarm getrennt herausgenommen werden.
3. *Kolonkegel* einschließlich Gekröse an der Gekrösewurzel entnehmen, Kolonschlingen am Tisch stumpf voneinander lösen, dann vom Mesenterium abtrennen.
4. *Gallenblase* nicht aufschneiden (Keimverschleppung, Inhalt für Untersuchung auf Salmonellen).
5. Medianschnitt der Haut dorsal am Kopf mit seitlichem Abpräparieren.
6. Ödemkontrolle an *Subkutis* des Nasenrückens und der Augenlider sowie im *Kolongekröse* und der Magenwand.
7. Exartikulation der Unterkieferäste.
8. *Nase* öffnen durch Querschnitt im Bereich von Diastema des Oberkiefers (Aufsicht der Schnittfläche zur Beurteilung insbesondere von Rhinitis atrophicans!) (Abb. 15 und 16).

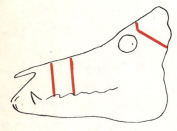
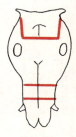

Abb. 15   *Abb. 16*

Abb. 15 und 16 Schnittführungen zum Öffnen von Nasen- und Schädelraum beim Schwein

9. Femurknochen zur Untersuchung von *Knochenmark* längs aufsägen, siehe jedoch auch Ausführungen bei Hund und Katze.
10. *Klauenbeine* längs durchsägen.

5 Sektionstechnik bei Wiederkäuern

Wiederkäuer werden wegen der Lage des Pansens auf die *linke* Seite gelegt (vgl. Begründung für andere Lagerung des Pferdes), lediglich beim Kalb könnte wegen des relativ voluminösen Labmagens und der noch gering entwickelten Vormagenabteilungen auch die rechte Seitenlage bevorzugt werden.

Die Sektionstechnik entspricht den Ausführungen bei Seitenlage des Hundes (Extremitäten, Kopf, Thorax, Becken). Im Vergleich zum Hund gelten folgende Abweichungen:

1. Vor Eröffnung der Bauchhöhle bei weiblichen Tieren *Euter* abschneiden und bei männlichen Tieren Penis analog Rüde zurückklappen.
2. Beim Kalb *Nabel* großzügig umschneiden (Schonung der Gefäße, wichtige Eintrittspforte für Infektion!).
3. Nach Eröffnung der Bauchhöhle *Netzbeutel* entfernen.
4. *Zusätzliche Darmligaturen:*
   a) am Labmagenausgang,
   b) Duodenum in Höhe der rechten Niere (Duodenum verbleibt an der Leber!),
   c) Ileum vor der Einmündung in das Zäkum, so daß Dünndarm und Dickdarm getrennt herausgenommen werden.
5. *Kolon* und *Zäkum* im Zusammenhang von der Gekrösewurzel abschneiden, Schlingen am Tisch stumpf voneinander lösen, dann vom Mesenterium abtrennen.
6. *Pansen* stumpf herauslösen; Eröffnung der Vormägen entlang der jeweiligen großen Kurvatur mit Untersuchung der Ein- und Ausgänge, *Labmagen* an der kleinen Kurvatur eröffnen.
7. *Leber* im Zusammenhang mit Duodenum herausnehmen, Gallenblase nicht aufschneiden (vgl. Schwein).
8. Für die Entnahme des *Gehirns* kann die Schädelöffnung bei Kalb und kleinem Widerkäuer wie beim Hund erfolgen;
   bei Tieren mit *Horn* und *Geweih* gelten folgende Schnittführungen (Abb. 17 und 18):
   a) Querschnitt in Höhe der lateralen Augenwinkel,
   b) Anlegen je eines Längsschnittes von medio-dorsal der Kondylen nach lateral und ventral von Horn bzw. Geweih bis zu den Endpunkten des Querschnitts,
   c) Längsschnitt in der Medianen vom Foramen occipitale magnum bis zu dem Querschnitt;
   durch Hammerschläge auf die Innenfläche von Horn bzw. Geweih werden die beiden Hälften der Schädelkalotte nach außen abgetragen.

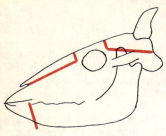 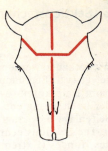

Abb. 17   *Abb. 18*

Abb. 17 und 18 Schnittführungen zur Entnahme des Gehirns sowie Öffnung der Nasenhöhle beim Wiederkäuer

9. Die Eröffnung von *Nasen-* und *Nasennebenhöhlen* erfolgt beim Kalb durch Verlängerung des horizontalen, für die Entfernung des Nasendachs gelegten Schnitts bis vor die Augen;
   beim erwachsenen Wiederkäuer wird zusätzlich nach Entfernen des Unterkiefers der Schädel paramedian-sagittal durchsägt.
10. Femurknochen zur Untersuchung von *Knochenmark* längs aufsägen, siehe jedoch auch Ausführungen bei Hund und Katze.
11. *Klauenbeine* längs durchsägen.
12. *Euterviertel* unter Öffnung von Zisterne und Zitzenkanal halbieren.

6 Sektionstechnik bei Vögeln

A. **Lage des Tierkörpers:**

Der Vogel wird auf den Rücken gelegt. Der Untersucher befindet sich am Kaudalende des Tieres, der Kopf des Tieres weist in die entfernte Richtung. Die Rückenlage des Vogels wird insbesondere dann gut beibehalten, wenn die Hinterextremitäten durch Biegung nach lateral und ggf. bis über den Rücken exartikuliert werden, wodurch diese dann flach liegen und den Tierkörper seitlich stützen.

B. **Entfernung des Federkleides:**

1. Hautschnitt in der Medianen von der Kloake über den Brustbeinkamm bis zum Kehlgang mit der Schere.
2. Seitliches Abziehen der Haut.

C. **Extremitäten:**

Die Exartikulation der Hinterextremitäten ist bereits zur Unterstützung der Rückenlagerung erfolgt. Eröffnung aller großen *Gelenke*.

D. **Kopf und Halsorgane:**

1. Der stumpfe Scherenschenkel wird in die *Schnabelhöhle* eingeführt, der linke Schnabelwinkel durchschnitten und der Schnitt gleich weitergeführt, wodurch *Rachenhöhle, Speiseröhre* und *Kropf* eröffnet werden.
2. *Kehlkopf* und *Trachea* in ganzer Länge aufschneiden.
3. *Schilddrüse, Nebenschilddrüsen, Thymus* sowie *Gefäße* und *Nerven* des Halsbereichs untersuchen.
4. *Absetzen des Kopfes*
   a) Entfernung des Unterschnabels durch Längsschnitt im rechten Schnabelwinkel;
   b) Exartikulation im Atlanto-Okzipitalgelenk.
5. *Entnahme des Gehirns*
   a) Bei Vorhandensein eines Kammes dieses an der Basis abtrennen,
   b) Haut und dorsale Kopfmuskulatur abpräparieren,

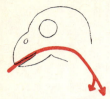 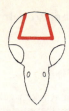

Abb. 19 Schnittführung zur Eröffnung von Schnabel- und Rachenhöhle sowie Speiseröhre und Kropf beim Vogel

Abb. 20 Schnittführung zur Entnahme des Gehirns beim Vogel

c) die Entfernung des Schädeldachs erfolgt wie bei den Fleischfressern (siehe bei 2 D5) durch beidseitige Schnitte vom Foramen magnum zu den lateralen Augenwinkeln und einem transversalen Verbindungsschnitt kaudal der Augen; je nach Größe und Alter des Vogels werden hierfür Schere, Knochenschere oder Säge verwendet;

d) Schädeldach und Dura mater entfernen; Schädel mit der Öffnung nach ventral in der Hand halten und mit einer gebogenen Schere Abgang der Gehirnnerven, Hypophysenstiel und Bulbus olfactorius durchtrennen, dabei das sich lösende Gehirn in der Hand aufnehmen.

e) Je nach Fragestellung kann auch ein Sagittalschnitt durch die geschlossene Schädelhöhle und den Oberschnabel geführt werden.

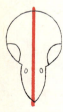 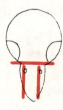 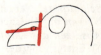

Abb. 21   *Abb. 22*   *Abb. 23*

Abb. 21 Sagittale Spaltung zur Öffnung von Schädel- und Nasenhöhle beim Vogel

Abb. 22 und 23 Schnittführungen zur Öffnung von Nasenhöhle und des beidseitigen Sinus infraorbitalis beim Vogel

6. *Öffnung der Nasen- und Sinushöhlen*
   a) Beiderseits in Längsrichtung die Nasenhöhle und den Sinus infraorbitalis aufschneiden;
   b) Oberschnabel an der Basis quer absetzen und ggf. sagittal spalten.

E. Leibeshöhle:

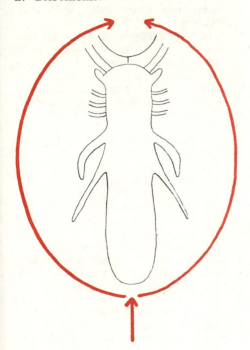

Abb. 24 Schnittführungen zur Eröffnung der Leibeshöhle beim Vogel: von ventral der Kloakenöffnung zum Brusteingang unter Umschneidung des Sternum und Durchtrennung von Rippen sowie Os coracoid und Clavicula beider Seiten

1. *Eröffnung* mit der Schere in der Medianen, beginnend ventral der Kloake in Richtung Brustbeinspitze.
   a) Das Sternum wird beidseitig umschnitten.
   b) Durchtrennung der Rippen sowie der Raben- und Schlüsselbeine auf beiden Seiten.
   c) Am Brusteingang wird das Sternum nach kranial oder nach der Seite geklappt bzw. entfernt.
2. *Situs* der gemeinsamen Leibeshöhle.

Die Entnahme der Organe erfolgt gemäß der Zugänglichkeit in folgender Reihenfolge:

6. *Herz*
   a) Herz mit der Pinzette vorsichtig anheben und die Verbindungen zwischen Herzbeutel und Bindegewebe sowie Luftsäcken durchtrennen;
   b) Herz durch Absetzen von den großen Gefäßstämmen entnehmen;
   c) *Herzbeutel* an der Spitze eröffnen, Längsschnitt zur Herzbasis führen und Beutel zurückklappen;
   d) der *Herzschnitt* erfolgt wie beim Säugetier im Sinne des Blutstroms in der Reihenfolge — rechte Vorkammer mit Herzohr, Vena cava cranialis dextra und sinistra, Vena cava caudalis — rechte Kammer — Arteria pulmonalis — Venae pulmonales — linke Vorkammer mit Herzohr — linke Kammer — Aorta;
   e) Beurteilung von Muskulatur, Wülsten, Membranen, Atrioventrikular- und Semilunarklappen des Herzens und der großen Gefäßstämme.
7. *Leber* von den Bändern abschneiden.
8. *Gallenblase* vorsichtig abpräparieren.
9. *Milz* entnehmen.
10. *Drüsen-* und *Muskelmagen* werden im Zusammenhang herausgenommen, dabei brauchen i.d.R. die Einmündung des Ösophagus sowie der Abgang des Duodenum vor der Durchtrennung nicht abgebunden werden;
    Drüsenmagen mit der Schere längs aufschneiden;
    Muskelmagen mit dem Messer über einem Muskelwulst soweit einschneiden, daß die Kutikula vorerst nicht eröffnet wird; die beiden Hälften des Muskelwulstes unter Druck nach den Seiten wegklappen; Kutikula von der Muskularis ablösen und nach Eröffnung den Inhalt beurteilen.
11. *Dünn-* und *Dickdarm* werden in Kontinuität belassen; der Darm wird vom Mesenterium getrennt und meanderförmig auf den Tisch gelegt; das in der Duodenalschleife liegende Pankreas wird in dieser belassen; der Darm wird mit einer Knopfschere entlang des Gekröseansatzes aufgeschnitten und aufgeklappt, wobei mit einer Pinzette an der Unterlage fixiert wird.
12. Der *Eierstock* wird mit der Pinzette gefaßt und von der Anheftung ventral der Wirbelsäule gemeinsam mit dem *Eileiter* abgeschnitten und in Kontinuität mit der *Kloake* nach Umschneiden der Kloakenöffnung herausgenommen; Eileiter sowie Kloake werden längs aufgeschnitten.
13. Die *Bursa Fabricii* verbleibt ebenfalls in natürlicher Verbindung mit der Kloake.

14. *Hoden* und *Samenleiter* können auch gemeinsam mit der Kloake herauspräpariert werden, häufig wird aber beim männlichen Tier eine getrennte Entnahme von Hoden einerseits und Kloake mit Bursa Fabricii andererseits vorgenommen.
15. Die *Nebennieren* werden präpariert.
16. Die *Nieren* werden mit einem gebogenen und abgerundeten Scherenschenkel stumpf aus den Knochenvertiefungen herausgelöst, wobei gleichzeitig *Harnleiter* und ventral verlaufende Arterien mit entnommen werden können.
17. Die *Lungen* werden ebenfalls vorsichtig und stumpf vom Bindegewebe aus den Interkostalräumen getrennt, von der Trachea abgesetzt und die Hauptbronchien aufgeschnitten.

F. Weitere Sektion:

1. Das Aufsuchen von Lymphknoten entfällt weitgehend; hingegen befinden sich in mehr diffuser Verteilung lymphoretikuläres Gewebe und *Lymphfollikel* innerhalb der parenchymatösen Organe sowie vor allem auch in der Darmwand (Tonsilla caecalis).
2. *Knochenmark* kann aus Femur, Sternum, Beckenknochen oder Wirbelkörpern gewonnen werden.
3. Die Entnahme des *Rückenmarks* erfolgt wie bei den Säugetieren (siehe bei 2 H3) nach Eröffnung des Canalis vertebralis durch Entfernung des Arcus vertebrae eines jeden Wirbels und Durchschneiden der segmental abgehenden Nerven.
4. Die *Mineralisation des Skeletts* wird während des geschilderten Sektionsganges an Schädel, Rippen, Femur und Wirbelbögen grob ermittelt.
5. *Periphere Nerven* werden vor allem im Bereich des Sakralgeflechts beurteilt, welches bei der Nierenpräparation sichtbar wird; der *Nervus ischiadicus* wird außerhalb des Beckens nach Wegklappen des medialen Teiles des Musculus adductor über einen längeren Verlauf sichtbar.

7 Obduktionsbericht

Name, Anschrift   Ort, Datum

A. 1. Nationale des Tieres

    Gattung, Rasse: Geschlecht: Alter:
    Kennzeichen:

  2. **Besitzer, Einsender, Auftraggeber:**

  3. **Ort und Zeit von . . . bis . . .der Zerlegung:**

  4. **Untersucher:**
    Zeugen:

  5. **Vorbericht:**

B. Beschreibung

  a) Äußere Besichtigung
  1. Zerlegung . . . . Stunden nach dem Tode
  2. Lage des Tierkörpers
  3. Zustand der Tierleiche
  4. Körpergewicht, Körperbau, Ernährungszustand
  5. Kennzeichen des Todes
  6. Körperoberfläche
  7. Natürliche Körperöffnungen

  b) Innere Besichtigung
    I. Zustand nach Eröffnung der Haut

    1. Unterhautgewebe
    2. Muskulatur, Sehnen, Sehnenscheiden
    3. Gelenke, Bänder
    4. Knochen
    5. Knochenmark
    6. Körperlymphknoten
    7. Blutgerinnung
    8. Milchdrüse mit Lymphknoten

II. Bauch- und Beckenhöhle

1. Inhalt
2. Stand des Zwerchfells
3. Lage der Organe
4. Beschaffenheit des Bauchfells
5. Netz, Milz
6. Magen und Darmkanal mit Kloake
7. Gekröse
8. Bauchspeicheldrüse
9. Leber
10. Bauchaorta mit Aufzweigung, Hohlvene
11. Nieren
12. Harnleiter, Harnblase, Harnröhre
13. Nebennieren
14. Eierstöcke, Eileiter, Gebärmutter, Scheide
15. Hoden, Nebenhoden, Samenstränge, Samenblase, Vorsteherdrüse, Glied, Vorhaut
16. Lymphknoten des Bauch- und Beckenbereichs
17. Bursa Fabricii

III. Brusthöhle

1. Inhalt
2. Lage der Organe
3. Ausfüllungsgrad durch Herz und Lunge
4. Beschaffenheit von Brustfell und Mediastinum
5. Herzbeutel
6. Herz, Gefäßstämme
7. Lunge
8. Bronchien, Lungengefäße
9. Lungen- und Medianstinallymphknoten

IV. Maul- und Rachenhöhle, Halsorgane

1. Zunge
2. Luftsäcke
3. Zähne, Zahnfächer, Zahnfleisch, Maulschleimhaut
4. Speicheldrüsen
5. Kehlkopf, Luftröhre
6. Schilddrüsen, Epithelkörperchen
7. Thymus
8. Lymphknoten

V. Nasen-, Kiefer-, Stirnhöhle

VI. Schädelhöhle und Rückenmarkskanal

1. Gehirnhäute, Gehirn
2. Hirnanhangsdrüse
3. Augen
4. Gehörorgan
5. Rückenmarkshäute, Rückenmark
6. Periphere Nerven
7. Gefäße
8. Zwischenwirbelbereiche-, -gelenke

C. Pathologisch-anatomische Diagnosen

1. Allgemeindiagnosen
2. Organdiagnosen
3. Gesamtdiagnosen

D. Differentialdiagnosen

E. Postmortale Veränderungen

F. Weiterführende Untersuchungen

G. Gutachten

1. Ätiologie
2. Pathogenese
3. Todesursache

H. Unterschrift

Erläuterungen zur Formulierung eines Obduktionsberichtes

A. *1. Nationale des Tieres*

Die notwendigen Angaben werden ermittelt und mit den Daten des Vorberichts verglichen, wobei Abweichungen vermerkt werden müssen.

Besonderes Augenmerk ist auf eventuelle Tätowierungen (z.B. Innenohr, Schenkelinnenfläche, Unterbauch), Kennzeichnungen (z.B. Ohrmarke, Brand, Farbstift, Ring) oder besondere Merkmale (z.B. Blesse, Farbverteilung, Kupierung) zu richten.

2. Auftraggeber

Einsender, Besitzer und Auftraggeber können eine oder mehrere
Personen sein, die mit Anschrift in das Untersuchungsprotokoll
aufgenommen werden.

3. Zeitpunkt der Untersuchung

Sowohl der Ort als auch der Zeitpunkt vom Beginn bis zum Ende
der makroskopischen Untersuchung werden angegeben.

Falls die Untersuchung nicht unmittelbar nach dem Eintreffen
des Tierkörpers vorgenommen werden konnte, werden die dafür
maßgeblichen Gründe genannt, z.B.
— Vorbericht fehlt oder es bedarf erst einer Klärung,
— Untersucher ist verhindert,
— technische oder äußere Umstände.

Die Lagerungsart (Kühlraum, Eisschrank, Sektionssaal) bzw.
Behandlung des Tierkörpers (Eröffnen der Bauchhöhle, Absetzen
von Extremitäten, Entfernung des Geweihes) bis zum Zeitpunkt
der Untersuchung werden notiert.

4. Untersucher

Der bzw. die Untersucher und weitere unmittelbar Anwesende
werden im Sinne von Zeugen namentlich genannt.

5. Vorbericht

Klinische Anamnese bzw. Beobachtungen des Besitzers, Art und
Dauer einer Behandlung, Todeszeitpunkt des Tieres mit Angabe
des Vorganges (gestorben, Euthanasie, Schlachtung), Einschläferungsmittel, Entblutungsgrad, Haltungsweise des Tieres, Herkunft
mit Kaufdatum, Lagerung und Behandlung des Tierkörpers bis zur
Absendung bzw. Übergabe, Fragestellung.

B. Beschreibung

Die Beschreibung erfolgt als aktuelles Untersuchungsprotokoll in der
Gegenwartsform in ganzen Sätzen, wobei nur deutsche Worte verwendet werden. Fachausdrücke wie „Nekrose", „Emphysem" oder „Karzinom" werden vermieden. Ebenso sollen keine Festlegungen wie
„Eiter", „fäulnisbedingter Platzbauch" oder „vererbt" erfolgen.

Die Beschreibung ist die Grundlage für die Ableitung von Diagnosen und ist auch ohne Kenntnis der in Betracht kommenden pathologisch-anatomischen Fachvokabeln möglich. Aus einer falschen Beschreibung läßt sich keine richtige Diagnose ableiten. Andererseits kann eine gute Beschreibung nach weiterer Information oder auch für einen vorerst nicht Beteiligten die Stellung einer anderen oder von weiteren Diagnosen ermöglichen als es im ersten Moment erfolgte. Dies ist nicht zuletzt von forensischer Bedeutung, wo Gegen- oder Obergutachten ebenfalls auf der Grundlage einer meist von anderen Untersuchern gegebenen Beschreibung erstellt werden.

Unter Berücksichtigung der Fragestellung sowie in Absprache mit dem Auftraggeber können gezielte, d.h. Teilsektionen durchgeführt werden. Die Entscheidung hierüber muß jedoch letztlich im Ermessen des Untersuchers bleiben, da sich im Verlauf der Obduktion neue Gesichtspunkte ergeben können, und soll auch entsprechend klargestellt sein.

Ist eine Untersuchung bestimmter Organe oder Regionen nicht verlangt oder erschien nicht erforderlich, wird nur diese Tatsache mit den Gründen dafür erwähnt. Ansonsten erfolgt die makroskopische Beschreibung unveränderter Organe kurz, um so mehr Mühe und Sorgfalt erfordert die Beschreibung der pathologisch-anatomischen Veränderungen.

Für die Beschreibung der Organe sowie Gewebe und insbesondere für diejenige der Veränderungen im Rahmen einer Gesamtsektion gelten naturgemäß gleiche Richtlinien, wie für die Untersuchung eines zur Begutachtung übergebenen Einzelorgans, so daß auf diesen Abschnitt verwiesen wird (s.S. 39ff).

Nachfolgend sollen deshalb nur weitere Punkte hervorgehoben werden, die für die Beschreibung wichtig sind.

a) Äußere Besichtigung

1. Todeszeitpunkt

Die seit dem Tode des Tieres verstrichene Zeit wird nach Stunden angegeben, sofern der Vorbericht die Ausgangszeit vorgibt. Hierbei ist zu berücksichtigen, daß diese Angabe nicht stimmen muß. Ist kein genauer oder evtl. ein falscher Todeszeitpunkt mitgeteilt worden, erfolgt eine vorsichtige Schätzung, die mit weiterführender Obduktion konkretisiert werden kann und in der Epikrise gewürdigt wird.

2. Lage des Tierkörpers

Rücken; Seite; hängend.

3. Zustand der Tierleiche

Vollständig; Fehlen einzelner Teile; abgehäutet.

4. *Habitus*

Körpergewicht ermitteln oder schätzen; Eindruck über Körperbau und Ernährungszustand aufnehmen.

5. *Todeszeichen*

Totenstarre; Leichenkälte; Fäulniserscheinungen; Lage der Augen in der Orbitae, Bulbusturgor, Veränderungen an Kornea und Linsen.

6. *Körperoberfläche*

Haarkleid; Haut, Nabel, Hufe, Klauen, Krallen, Hörner; Hodensack; Milchdrüse.

7. *Körperöffnungen*

Augen, Nase, Maul, Gehörgänge, After, Vorhaut, Scheide.

b) *Innere Besichtigung*

I. *Zustand nach Eröffnung der Haut*

1. *Unterhautgewebe*

Menge, Farbe, Gas, Feuchtigkeit, Zusammenhalt.

2. *Muskulatur, Sehnen, Sehnenscheiden*

Verlauf, Form, Farbe, Flüssigkeitsgehalt, Konsistenz.

3. *Gelenke, Bänder*

Umgebung, Inhalt, Farbe, Konturen, Gelenkflächen, innere Beinhaut.

4. *Knochen*

Gestalt, Kontinuität, Festigkeit, Struktur, Farbe.

5. *Knochenmark*

Farbe, Konsistenz, Ausfüllungsgrad.

6. *Körperlymphknoten*

Lage, Größe, Farbe, Konsistenz, Struktur, Anzahl.

7. *Blutgerinnung*

Vorhanden oder fehlend; Farbe; Deck- oder Lackfähigkeit; Füllungsgrad der Gefäße.

8. *Milchdrüse*

Sezernierendes Parenchym; Sekret; Ausführungsgänge; Zisterne, Zitzenkanal; Lymphknoten.

II. Bauch- und Beckenhöhle

1. *Inhalt*

Auffanggefäß bereithalten, da häufig bereits beim ersten kleinen Bauchhöhlenschnitt Inhalt ausläuft; Menge messen oder schätzen; Farbe, Konsistenz, Geruch; Inhaltsstoffe bzw. Beimengungen; Inhalt vor weiterer Kontamination für zusätzliche Untersuchungen sichern; ein unphysiologischer Inhalt kann bereits zu einem frühen Sektionszeitpunkt wichtige Hinweise auf Veränderungen in der Bauchhöhle geben.

2. *Stand des Zwerchfells*

Palpation, bevor der Bauchhöhlenschnitt den ventralen oder seitlichen Zwerchfellansatz durchschneidet; Spannungszustand; Wölbungsrichtung und -grad.

3. *Lage der Organe*

Lage der Eingeweide zueinander; Ausfüllungsgrad der Bauch- und Beckenhöhle durch die einzelnen Organe.

4. *Bauchfell*

Kontinuität, Oberfläche, Farbe, Feuchtigkeit, Dicke.

5. *Netz, Milz*

Großes Netz: Lage und Beschaffenheit.
Milz: Gestalt, Maße, Gewicht, Konsistenz, Kapsel, Ränder, Schnittfläche, Parenchym, Blutgehalt.

6. *Magen, Darm, Kloake*

Lage, Verlauf, Volumen, Verlegung, Drehung, Füllungsgrad, Beweglichkeit;

Magen, Vormägen: Gewicht mit und ohne Inhalt; Beschaffenheit des Inhalts; Kontinuität, Schleimhaut; Wand;
Darm (Zwölffingerdarm, Leerdarm, Hüftdarm, Blinddarm, Grimmdarm, Enddarm): Kontinuität, Weite, Beschaffenheit des Inhalts, Schleimhaut, lymphatisches Gewebe, Wand.

7. *Gekröse*

Kontinuität, Farbe, Gefäßfüllung, Dicke.

8. *Bauchspeicheldrüse*

Lage, Farbe, Volumen, Konsistenz, Füllung des Ausführungsganges.

9. *Leber*

Gewicht, Gestalt, Lappung, Farbe, Läppchenzeichnung, Ränder, Konsistenz, Blutgehalt;
Gefäße (Pfortader, Nabelvene, Venenabfluß): Inhalt nach Schnitt abfließend, geronnen oder nicht gefüllt; Farbe; Gerinnung; Wand;
Gallenblase und Gallengänge: Füllungsgrad; Beschaffenheit des Inhalts; Schleimhaut; Wand; Durchgängigkeit und Abfluß.

10. *Bauchaorta, Hohlvene*

Füllungsgrad; Inhalt nach Schnitt abfließend, geronnen oder nicht gefüllt; Farbe; Gerinnung; Innenauskleidung, Wand; Abgänge, Aufzweigung.

11. *Nieren*

Lage, Größe, Gewicht, Kapsel, Ober- und Schnittfläche, Breite der Rinden- und Markschicht, Farbe, Konsistenz; Weite, Inhalt und Schleimhaut des Nierenbeckens.

12. *Harnleiter, Harnblase, Harnröhre*

Füllungsgrad; Beschaffenheit des Inhalts; Schleimhaut, Wand; Durchgängigkeit, Weite.

13. *Nebennieren*

Lage, Größe, Form, Ober- und Schnittfläche, Breite des Rinden- und Markgewebes, Farbe, Konsistenz.

14. Weibliche Geschlechtsorgane

Kontinuität, Lage, Beweglichkeit;
Eierstöcke: Größe, Form, Ober- und Schnittfläche, Farbe, Konsistenz;
Eileiter: Verlauf, evtl. Füllung, Wand;
Gebärmutter: Weite, Beschaffenheit des Inhalts, Schleimhaut, Wand, Befestigung;
Scheide: Weite, evtl. Inhalt, Schleimhaut, Wand.

15. Männliche Geschlechtsorgane

Kontinuität, Lage, Beweglichkeit;
Hoden: Größe, Form, Gewicht, Ober- und Schnittfläche, Kapsel, Farbe, Konsistenz, Bauchfell, Leistenkanal;
Nebenhoden: Größe, Form, Verlauf, Ober- und Schnittfläche, Farbe, Konsistenz, begleitende Gefäße;
Samenstränge: Verlauf, evtl. Füllung, Wand;
Samenblasen: Größe, Form, Farbe, Konsistenz, Lumen;
Vorsteherdrüse: Größe, Form, Ober- und Schnittfläche, Größenverhältnis zum Harnröhrenquerschnitt, Farbe, Konsistenz;
Glied: Form, Maße, Farbe, Konsistenz, Schleimhaut, Blutgehalt;
Vorhaut: Durchmesser der Öffnung, Schleimhaut, Wand.

16. Organlymphknoten in Bauch und Beckenhöhle

Lymphknoten von Magen- und Darmtrakt, Leber und Milz werden im Zusammenhang mit den genannten Organen, Lenden- und Darmbein- sowie Inguinallymphknoten werden zusammen mit den Harn- und Geschlechtsorganen und Milchdrüse untersucht; Lage, Größe, Form, Farbe, Schnittfläche, Struktur, Flüssigkeit.

17. Bursa Fabricii

Größe, Farbe, Schnittfläche, Faltenstruktur, Flüssigkeit, Lumen

III. Brusthöhle

1. Inhalt

Unphysiologischen Inhalt auffangen, messen oder Menge schätzen; Inhalt vor weiterer Kontamination für zusätzliche Untersuchungen sichern; Farbe, Konsistenz, Geruch, Inhaltsstoffe bzw. Beimengungen; der Inhalt kann vor weiterer Sektion wichtige Hinweise auf Veränderungen in der Brusthöhle geben.

2. Lage der Organe

Lage von Lunge und Herz, ggf. auch Thymus, Mediastinallymphknoten, Speiseröhre und Gefäße.

3. Ausfüllungsgrad

Die Lunge fällt physiologischerweise nach Gaseintritt zwischen Lungen- und Rippenfell zusammen; dies erfolgt durch die Sektion. Vorsicht: Dieser Zustand kann bereits zu Lebzeiten des Tieres erfolgt sein, deshalb Gasnachweis: bei kleinem Tierkörper Thoraxeröffnung bei im Wasser untergetauchtem Tier; bei großen Tieren Farbe in den Pleuraraum spritzen oder Luft absaugen;
Angabe, in welchem Maße die Brustorgane die Brusthöhle füllen.

4. Brustfell, Mediastinum

Kontinuität, Oberfläche, Farbe, Feuchtigkeit, Dicke.

5. Herzbeutel

Kontinuität, Inhalt, Beschaffenheit von Inhalt und Wand.

6. Herz, Gefäße

Das Herz vorerst nicht von der Lunge absetzen, sondern erst die Gefäße in Kontinuität untersuchen;
Herzform, Maße; Blut bei Eröffnung auffangen und wiegen, Farbe, Gerinnung; Innenmaße der Kammern und Vorkammern; Dicke von linker und rechter Kammerwand sowie Septum; Relief der Papillarmuskeln und Trabekel; Farbe und Konsistenz des Herzmuskels; Beschaffenheit von Innenauskleidung, Klappen, Sehnenfäden;
Gefäße: Füllungszustand, Beschaffenheit des Blutes, Innenauskleidung, Wand;
Herz nach Gefäßuntersuchung von der Lunge abtrennen und wiegen.

7. Lunge

Form, Lappung, Farbe, Konsistenz, Gewicht, Lungenbläschen, Stützgerüst; Lungenfell; Gewicht; Schwimmprobe; Luftsäcke.

8. Luftröhrenäste, Lungengefäße

Innenauskleidung, Wand, Beschaffenheit von Inhalt.

9. Lymphknoten in der Brusthöhle

Bronchial- und Mediastinallymphknoten werden zusammen mit der Lunge untersucht;
Lage, Größe, Form, Farbe, Schnittfläche, Struktur, Flüssigkeit.

IV. Maul- und Rachenhöhle, Halsorgane

Farbe, Geruch, Menge und Struktur von Inhalt im Lumen; Schleimhautrelief sowie dessen Farbe.

1. Zunge, Gaumen, Schlundkopf, Speiseröhre, Kropf

Zunge: Form, Farbe, Konsistenz, Ober- und Schnittfläche;
Gaumen: Kontinuität;
Schlundkopf: Mandeln; lymphatisches Gewebe hinsichtlich Farbe, Oberfläche, Konsistenz, Umfang, Beschaffenheit der Schnittfläche untersuchen;
Speiseröhre, Kropf: Kontinuität, Weite, Wand, Inhalt.

2. Luftsäcke

Beschaffenheit von evtl. Inhalt; Schleimhaut.

3. Zähne, Zahnfächer, Zahnfleisch

Zähne: Anzahl, Stellung zueinander, Farbe, Abrieb;
Zahnfächer: Beschaffenheit von evtl. unphysiologischem Inhalt;
Zahnfleisch: Farbe, Oberfläche, Konsistenz, Schnittbild.

4. Speicheldrüsen

Lage, Größe, Form, Farbe, Konsistenz, Schnittfläche, Ausführungsgang.

5. Kehlkopf, Luftröhre

Form, Symmetrie, Kontinuität, Weite, Schleimhaut, Wand, Beschaffenheit von evtl. Inhalt.

6. Schilddrüsen, Nebenschilddrüsen

Lage, Größe, Form, Ober- und Schnittfläche, Konsistenz.

7. Thymus

Lage, Größe, Form, Farbe, Konsistenz, Schnittfläche.

8. Lymphknoten des Kopf- und Halsbereichs

Unterkiefer-, Rachen-, Ohrspeicheldrüsen- und Halslymphknoten werden im Zusammenhang mit den jeweiligen Organpräparationen untersucht.

V. Nasen-, Kiefer-, Stirnhöhlen

Beschaffenheit von evtl. Inhalt; Schleimhaut; Verbindungsöffnung.

VI. Schädelhöhle, Rückenmarkskanal

Kontinuität, Beweglichkeit der Gelenke, Festigkeit und Struktur des Knochens, Farbe, evtl. unphysiologischer Inhalt.

1. Hirnhäute, Gehirn

Gehirnhäute: Farbe und Dicke der harten Hirnhaut, Füllung der Blutleiter, evtl. unphysiologischer Inhalt über und unter der harten Hirnhaut, Abtrennbarkeit; Beschaffenheit der weichen Hirnhaut, Farbe und Füllungsgrad der Gefäße.
Gehirn: Symmetrie, Relief der Windungen und Furchen, Farbe der Oberfläche, Gewicht;
Menge und Beschaffenheit der Flüssigkeit in den Gehirnkammern, Weite des Hohlraumsystems, Farbe und Konsistenz von Groß-, Mittel-, Kleinhirn und des verlängerten Marks;
Nervenabgänge;
mitunter empfiehlt sich eine Fixation des Gehirns vor dem Anschneiden des Parenchyms, so daß Änderungen von Farbe, Konsistenz und Flüssigkeitsgehalt der Schnittfläche berücksichtigt werden müssen.

2. Hypophyse

Größe, Form, Farbe.

3. Augen

Augenhöhle, Augennerv, Hornhaut, Augenkammer, Iris, Linse, Glaskörper, Netzhaut;
für histologische Untersuchung des Augapfels ist Abzug von Innenflüssigkeit, Einspritzen und Einwirkung von Fixativ günstig, bevor der Augapfel angeschnitten wird.

4. Gehörorgan

Beschaffenheit von evtl. unphysiologischem Inhalt sowie der Schleimhaut des äußeren Gehörganes, des Mittel- und Innenohres.

5. Rückenmarkshäute, Rückenmark

Rückenmarkshäute: Farbe und Dicke der harten Rückenmarkshaut, Füllung der Blutleiter, evtl. unphysiologischer Inhalt über und unter der harten Rückenmarkshaut, Abtrennbarkeit;
Beschaffenheit der weichen Hirnhaut, Farbe und Füllungsgrad der Gefäße.
Rückenmark: Kontinuität, Symmetrie, Farbe von Ober- und Schnittfläche, Konsistenz, Flüssigkeitsgehalt, Weite des Zentralkanals, Sichtbarkeit und Form der grauen Substanz; die Beurteilung des Parenchyms erfolgt an segmentalen Querschnitten in Höhe der Nervenabgänge, wobei auch hierbei eine vorhergehende Fixierung notwendig werden kann.

6. Periphere Nerven

Die Notwendigkeit einer Untersuchung ergibt sich meistens bereits aus dem klinischen Vorbericht bzw. der Fragestellung; in diesen Fällen ist die Präparation vom Rückenmark aus und in Kontinuität mit diesem unter Beachtung der Ganglien nach peripher vorzunehmen;
Kontinuität, Dicke, Farbe, Struktur, Aufzweigung.

7. Gefäße

Präparation vom größeren Gefäßdurchmesser in Richtung Gefäßverzweigung;
Kontinuität, Füllungszustand, Beschaffenheit des Blutes, Innenauskleidung, Wand.

8. Zwischenwirbelbereiche, -gelenke

Zwischenwirbelscheibe: Dicke, Schichtung von innen nach außen, Konsistenz, Struktur;
Vorwölbung oder Vorfall von Gewebsteilen in den Wirbelkanal oder nach außen; Größe, Form, Lage, Farbe, Konsistenz dieses Materials;
Gelenke: Lage, Menge und Konsistenz von evtl. zugebildetem Gewebe; Gelenkflächen.

C. Pathologisch-anatomische Diagnosen

Die Veränderungen werden diagnostiziert und jeweils nur die Fachvokabeln in einer bestimmten Reihenfolge untereinander aufgeführt.

1. Allgemeindiagnosen

In der Regel werden über den ganzen Tierkörper ausgedehnte oder mehrere Organe bzw. Gewebe gleichsinnig einbeziehende Veränderungen sofort oder frühzeitig während der Obduktion sichtbar und besitzen große Bedeutung. Auch wenn diese allgemeinen Veränderungen als Folge bestimmter Organveränderungen aufgetreten sind, werden sie als erste Diagnosen genannt, weil damit sofort eine weitergehende Komplikation ausgedrückt werden soll. Die epikritische zeitliche Zuordnung der einzelnen Veränderungen erfolgt im Gutachten.

Beispiele für Allgemeindiagnosen: Icterus gravis, Adipositas, Kachexia, Diathesis haemorrhagica, Anasarka, Atrophia generalisata, Leukosis, Anämia, Metastasis.

2. Organdiagnosen

Die an den einzelnen Organen beschriebenen Veränderungen werden möglichst unter Verwendung von vier Fachvokabeln diagnostiziert, welche das Organ, die Art der Läsion, die Zeitdauer und die Ausdehnung bezeichnen (siehe hierfür das Kapitel „Organuntersuchung", Punkt C. a,b,c,d).

Die Organdiagnosen werden der Wichtigkeit nach in einer Reihenfolge untereinander geschrieben, z.B.
— Pneumonia apostematosa chronica multiplex
— Emphysema pulmonum alveolaris acuta diffusa
— Ruptura lienalis chronica circumscripta
— Melanosis leptomeningealis congenitalis diffusa.

3. Gesamtdiagnose

Bei einer Gesamtsektion können häufig viele Einzeldiagnosen gestellt werden; obwohl bereits durch die Reihenfolge der Wichtigkeit eine Hervorhebung bestimmter Diagnosen erfolgt, wird abschließend das morphologische Konzentrat zusammengefaßt. Diese Bemühung dient einmal der Ordnung von Einzeldiagnosen zu einem oder mehreren Krankheitsbildern, zum anderen aber auch für eine Schnellinformation und für die Vorbereitung des Gutachtens.

Beispiele für *morphologische* Gesamtdiagnosen:
- Leukosis und Feline Infektiöse Peritonitis
- Pneumonia mit Polyarthritis und Meningitis
- Multiple Frakturen mit Hämatomen und Schock
- Pankreashypoplasie mit Kachexie, Anämie und Exsikkose
- Hämangiosarkomatose mit Herztamponade
- Schrumpfniere mit Osteodystrophia fibrosa generalisata
- Jejunumtorsion mit Magenruptur und Peritonitis
- Nukleusprolaps mit Myelomalazie und Mammatumormetastasen.

Neben der morphologischen erfolgt auch die Nennung einer *ätiologischen* Gesamtdiagnose bzw. eine Kombination beider, z.B.:
- Fremdkörperaspiration mit Lungengangrän
- Paratuberkulose
- Askaridose, Demodikose.

Diese Bemühung um eine frühzeitige Berücksichtigung der Ätiologie läßt eher an die Einschaltung diagnostischer Schnellmethoden denken bzw. beschleunigt gezielte Gewebeentnahme zur Einleitung weiterführender Untersuchungen.

D. Differentialdiagnosen

Pathologisch-anatomisch ist in etlichen Fällen keine allein in Betracht kommende *morphologische* Diagnosestellung möglich, so daß Differentialdiagnosen berücksichtigt werden müssen, z.B.
- Mediastinalproliferation
- Lebertumoren
- Enteritis
- Pleuritis oder Sarkom
- Hyperplasien oder Neoplasien
- Hypersekretion oder Tötung

Gleichermaßen kann es schwierig sein, eine bestimmte Ursache anzunehmen, so daß für offenbar eindeutige morphologische Veränderungen *ätiologische* Differentialdiagnosen erwogen werden müssen, z.B.
- Peritonitis
- Dermatose
- Breinieren
- FIP oder Tbc
- Kontaktallergie oder Hormone
- Clostridien oder Fäulnis.

E. Postmortale Veränderungen

Bei diesen morphologischen Abweichungen wird angenommen, daß sie zu Lebzeiten des Tieres nicht bestanden haben, deshalb werden diese nicht zu den pathologisch-anatomischen Diagnosen gerechnet.

Obduktionsbericht 37

Da es sich aber um Veränderungen handelt, erfolgt eine Beschreibung gemäß des Teiles B dieser Anleitung, die Nennung des eigentlichen Geschehens wird jedoch als postmortale Veränderung von den eigentlichen Diagnosen getrennt.

Mit Hilfe dieser postmortalen Veränderungen kann zumindest ein annähernder Todeszeitpunkt bestimmt werden, andererseits können bei starker Ausprägung derartiger Veränderungen die Abgrenzung der Diagnosen erschwert bzw. verfälscht werden oder auch nachfolgende Spezialuntersuchungen nicht mehr sinnvoll erscheinen. Beispiele für häufige postmortale Veränderungen:
− Fäulnisgas
− blutige oder gallige Imbibition
− Sulfmethämoglobin
− Verlagerung
− Zusammenhangstrennung
− Organerweichung.

F. Weiterführende Untersuchungen

Für alle Veränderungen, bei denen die pathologisch-anatomische Untersuchung keine hinreichende Abklärung erlaubt, besteht die Möglichkeit zur Spezialuntersuchung. Hierfür steht eine Reihe von Verfahren zur Verfügung, wobei jedoch wegen teilweise aufwendigem Personal-, Zeit- oder Geldeinsatzes kritische Abwägung notwendig ist und auch ggf. das Einverständnis des Auftraggebers hinsichtlich der Kostenübernahme einzuholen ist.

In dem Kapitel „Organuntersuchung", Punkt F., sind die gebräuchlichen weiterführenden Untersuchungsmethoden aufgezählt, welche für die Veterinär-Pathologie Bedeutung haben. Die Ausführungen über Gewebe- und Materialvorbereitung sowie deren Weiterbehandlung gelten gleichermaßen im Rahmen einer Ganzkörpersektion, so daß ebenfalls auf dieses Kapitel verwiesen wird (s.s. 46ff).

G. Gutachten

Das Gutachten stellt eine Formulierung und Wertung der Krankengeschichte dar, welche auch als *Epikrise* bezeichnet wird, diese wird in folgende Abschnitte geteilt:
− Ätiologie
− Pathogenese
− Todesursache.

Bei dieser kritischen Besprechung der Entstehung und des Ablaufs der Krankheit werden alle pathologisch-anatomischen Diagnosen sowie auch die Ergebnisse der weiterführenden Untersuchungen einbezogen.

Die Begutachtung bezieht sich insbesondere auch auf das Alter der Veränderungen sowie auf die pathogenetischen Zusammenhänge der einzelnen Organbefunde mit deren Bedeutung für den Krankheitsprozeß.

Differentialdiagnosen sowie postmortale Veränderungen werden gewertet.

Die Epikrise ist sowohl eine übergreifende als auch eine Schlußbetrachtung, wobei Vorbericht und klinische Befunde ebenso berücksichtigt werden wie die Fragestellung des Auftraggebers.

H. Unterschrift, Qualifikation

Der Bericht wird von dem verantwortlichen Untersucher unterschrieben, wobei auch mehrere Personen zeichnen können.

Die Angabe der Qualifikation dient zur Ableitung einer fachlichen Autorität bzw. zur Relativierung der getroffenen Begründungen und Aussagen.

8 Befundbericht über Organuntersuchung

Name, Anschrift   Ort, Datum

A. 1. Organ bzw. Gewebe:
    2. Vorbericht:
    3. Untersucher, Zeugen, Ort, Zeit, Dauer:

B. Beschreibung
1. Beschaffenheit:
2. Gewicht:
3. Größe:
4. Gestalt, Form:
5. Konsistenz:
6. Struktur:
7. Geruch:
8. Farbe:
9. Flüssigkeit:
10. Innenräume:

C. Pathologisch-anatomische Diagnosen
1. Allgemeindiagnosen:
2. Organdiagnosen:
3. Gesamtdiagnose:

D. Differentialdiagnosen:

E. Postmortale Veränderungen:

F. Weiterführende Untersuchungen:

G. Gutachten
1. Ätiologie:
2. Pathogenese:

H. Unterschrift

Erläuterung zur Formulierung eines Befundberichts über Organuntersuchung

A. *1. Organ bzw. Gewebe*

Das Untersuchungsgut wird mit übergeordneten Begriffen kurz bezeichnet, z.B.:
Extremität oder Magen und Darm oder Herz mit Lunge.

2. Vorbericht

Herkunft, Nationale des Tieres, Anlaß der Organentnahme, Auftraggeber der Untersuchung, Fragestellung, klinische Anamnese, Todeszeitpunkt des Tieres, Zeitpunkt der Organentfernung, Lagerung und Behandlung des Organs bis zur Einsendung, evtl. Fixierungs- oder Konserviermedium, Entblutungsgrad, ggf. weitere Veränderungen am Tierkörper oder anderen Organen.

3. Untersucher

Sowohl der Untersuchende als auch weitere unmittelbar Anwesende werden als Zeugen namentlich genannt.

Ort, Datum und Zeitpunkt von Beginn bis zum Abschluß der makroskopischen Untersuchung werden aufgeführt. Falls die Untersuchung nicht unmittelbar nach dem Eintreffen des Organs durchgeführt wird, werden die dafür maßgeblichen Gründe genannt, z.B.
— Vorbericht fehlt oder ist unklar
— Untersucher ist verhindert
und die Lagerungsart bzw. Behandlung des Organs bis zur Untersuchung wird angegeben.

B. Beschreibung

Die Beschreibung erfolgt im Präsens in deutschen Worten in Form ganzer Sätze ohne Verwendung von Fachvokabeln (z.B. fibrinös, neoplastisch, Dilatation, Infarkt) und ohne Festlegung (z.B. normal, entzündlich, Mißbildung) und sollte so gut sein, daß ein Unbeteiligter daraus die pathologisch-anatomische Diagnose ableiten kann bzw. diese Diagnose auch mit Hilfe von Literatur gefunden werden könnte.

Die Beschreibung der unveränderten Teile erfolgt kurz, um so sorgfältiger sollten die Veränderungen beschrieben werden, wobei Ober-, Innen- und Schnittflächen zu beurteilen sind.

1. Beschaffenheit

Vollständiges Organ, Teilorgan, mit oder ohne Lymphknoten, anhängende zu- und abführende Gefäße bzw. Gänge oder andere Gewebe.

2. Gewicht

Waage verwenden oder Schätzung.

3. Größe

Länge, Breite, Tiefe bzw. Höhe, Raummaß in metrischer Angabe.

4. Gestalt, Form

Gesamtorgan und speziell die Veränderungen beschreiben, skizzieren, Formvergleich, Foto.

5. Konsistenz

Palpation, Druck, Zug; kann unterschiedlich in verschiedenen Bereichen sein;
hart, weich, brüchig, derb, mürbe, knirschen, schmierig, fadenziehend, elastisch, fluktuierend, puffig, zerfließlich;
Vergleich: knöchern, kalkig, knorpelig, sehnig, drüsig, pastös, breiig, leber-, lungen-, speck-, horn-, lederartig; lösbar oder fest zusammenhängend, verwachsen.

6. Struktur

glatt, eben, fädig, netzartig, membranös, höckerig, grobknotig, kleinknotig, körnig, granulär, staubartig; wechselnd oder einheitlich, Zusammenhangstrennung.

7. Geruch

ohne, faulig, stinkend, stechend, undefinierbar, süßlich, wildartig;
u.U. nur bestimmte Bereiche;
evtl. Behandlung (Salben, Verbände, Eingaben, Spray) oder Verflüchtigung (Vergiftung, Inhalation) berücksichtigen.

8. Farbe

ein- oder mehrfarbig, Farbwechsel, Ausdehnung einbeziehen, hell oder dunkel, einheitlich oder gefleckt, spritzerhaft, unregelmäßig, flächig oder räumlich, glänzend, stumpf, matt, leuchtend.

9. *Flüssigkeitsgehalt*

hoch, gering, fehlend (trocken), spontan oder auf Druck abfließend, ggf. für weitere Untersuchungen auffangen, Menge messen oder schätzen, wäßrig oder andere Viskosität, Farbe und Geruch, evtl. weitere Inhalte bzw. Beimengungen berücksichtigen, evtl. Änderungen beim Stehenlassen oder Aufschütteln.

10. *Lumina* (Hohlorgane, Gangstrukturen, Gefäße)

Innenmaß; Füllungsgrad, Inhalt, Menge, Farbe, Konsistenz; herausnehmbar oder mit Wand verbunden;
eng, weit, gespannt;
Verlauf.

C. Pathologisch-anatomische Diagnosen

Die Diagnose leitet sich aus der Beschreibung ab.

Für jede Veränderung sollten möglichst vier Fachvokabeln gefunden werden, welche das *Organ*, die *Art der Läsion* sowie deren *Zeitdauer* und *Ausdehnung* bezeichnen.

Ist eine derartige Festlegung nicht sinnvoll bzw. unmöglich, wird dieses in der Epikrise erklärt. Das Bemühen um eine vollständige Diagnose ermöglicht bzw. erleichtert wesentlich die Formulierung der Pathogenese und ist darüber hinaus bei forensischen Auseinandersetzungen von Bedeutung.

Hilfsweise oder vorläufig können auch gebräuchliche deutsche Begriffe verwendet werden, z.B.:
Herzmißbildung, Hirninfarkt, Fettleber, Magenüberladung.

a) Organ: Die Bezeichnung des Organs mittels der gebräuchlichen Fachvokabeln wird bereits zusätzlich mit einer Grundkrankheit — Entzündung, Degeneration, Mißbildung, Neoplasie, weitere Veränderungen — zum Ausdruck gebracht, einige Beispiele mögen dies veranschaulichen:

Enzephalitis, Enteritis, Phlebitis, Ophthalmitis; Myodegeneratio cordis, Nephrose, Hepatosis, Malacia spinalis; Gnatoschisis, Dermatosparaxis, Atresia ani, Hypoplasia cerebri; Hämangiosarkom, Mammakarzinom, Meristom, Thymom; Femurfraktur, Torsio ventriculi, Oedema pulmonum, Ruptura coli, Urolithiasis, Hydrozephalus, Aneurysma.

Ist eine derartige Zuordnung voererst nicht möglich oder erscheint zu unsicher, werden bis zur weiteren Abklärung übergeordnete Begriffe verwendet, z.B.:
Hepato-, Nephro-, Osteo-, Dermatopathia.

b) Art der Läsion: Die morphologische Qualität einer Veränderung ergibt sich häufig bereits aus dem Namen selbst, was insbesondere für die Mißbildungen zutrifft.

Bei den Geschwülsten wird die Dignität genannt, z.B. -sarkom, -karzinom, Metastase, multizentrisch, Leukose, Blastom, -om.

Die morphologische Form einer Degeneration ist makroskopisch nur in wenigen Fällen genau zu bezeichnen (z.B. lipidosa, amyloidosa, arteriosclerotica, malacia), gewöhnlich erfolgen Erfahrungs- bzw. Verdachtsdiagnosen mit Festlegung nach histologischer Untersuchung.

Die Morphologie einer Entzündungsqualität ist gewöhnlich gut zu erkennen: catarrhalis, serosa, fibrinosa, hämorrhagica, purulenta, gangränosa, apostematosa, granulomatosa, fibroplastica, pseudomembranosa, diphtheroidea, erosiva, ulcerosa, necrotica bzw. Mischanteile.

Weitere Qualitäten sind z.B. Hyperplasia, Nekrosis, Dilatatio, Emphysema, Stenosis, Strictura, Invaginatio.

c) Zeitdauer: peracuta, acuta, subacuta, chronica;
es ist zu beachten, daß getrennt voneinander unterschiedlich alte Prozesse vorkommen, andererseits aber auch innerhalb *einer* Veränderung Anzeichen für zeitlich verschieden zu beurteilende Läsionen auftreten können (Ausbreitung, Rezidiv, Schichtung).

d) Ausdehnung: adhaesiva, infiltrativa, expansiva, diffusa, circumscripta bzw. localisata, multiplex, disseminata;
die einzelnen Beschreibungsmerkmale (siehe unter B.) können hinsichtlich der Ausdehnung voneinander abweichen.

1. Allgemeindiagnosen (entfallen i.d.R. bei isolierter Organbefundung)

Mehrere Organe bzw. Gewebe oder ausgedehnte Teile des Tierkörpers sind von einer gleichen Veränderung betroffen, z.B. Icterus gravis, Adipositas, Kachexia, Diathesis haemorrhagica, multiple Frakturen, Anasarka, Atrophia generalisata, Leukosis, Anämie, Metastasis.

2. Organdiagnosen

Veränderungen an jeweils einem Organ bzw. Gewebe werden diagnostiziert, numeriert und lediglich diese pathologisch-anatomischen Diagnosen gemäß ihrer Bedeutung gereiht und untereinander aufgeführt, z.B.
1. Abomasitis ulcerosa chronica multiplex
2. Duodeno-Jejunitis catarrhalis acuta diffusa

3. Lymphadenitis mesenterialis simplex acuta diffusa
oder
1. Endocardosis valvularis mitralis chronica circumscripta
2. Hypertrophia cordis ventriculi sinistri subacuta diffusa
3. Dilatatio cordis ventriculi sinistri acuta diffusa
4. Induratio pulmonum chronica diffusa
5. Oedema pulmonum acuta diffusa
6. Anthracosis pulmonum chronica diffusa
oder
1. Degeneratio et Necrosis et Haemorrhagia musculorum acuta localisata
2. Melanosis maculosa congenitalis multiplex.

3. Gesamtdiagnose

Mitunter erreicht die Aufzählung der Einzeldiagnosen eine größere Nummernzahl, wobei auch mehrere schwerwiegende Veränderungen enthalten sein könnten. Obwohl durch die Reihenfolge der Wichtigkeit bereits eine Wertung ausgedrückt bzw. angenommen wird, soll in möglichst wenigen Worten die wichtigste pathologisch-anatomische Diagnose mit den morphologischen Hauptfolgen genannt werden, ggf. sind mehrere Krankheitsbilder zu nennen, z.B. bei der Befundung isolierter Organe:
– Metritis necroticans mit Perforatio und Peritonitis
oder:
– Steatosis hepatis
oder:
– Meningocele mit Hydrozephalus internus
oder bei Befundung mehrerer Organe:
– Dermatitis apostematosa mit Endocarditis valvularis
oder:
– Amyloidnephrose mit Zystitis und Urolithiasis
oder:
– Osteodystrophia fibrosa generalisata.

Die Gesamtdiagnose ist in erster Linie als morphologische Diagnose zu stellen. Sollte makroskopisch bereits eine Aussage zur wesentlichen Ursache möglich sein, wird eine ätiologische Gesamtdiagnose hinzugefügt, z.B.:

– Cholangitis et Pericholangitis chronica	– Distomatose
oder:	
– Aerocystitis et Arteriitis	– Mykose
oder:	
– Peritonitis, Pleuritis, Pericarditis	– Fremdkörper.

D. Differentialdiagnosen

Nicht immer ist vom makroskopischen Bild her eine Veränderung zuverlässig einzuordnen, so daß alternative Diagnosen erst durch weiterführende Untersuchungen ausgeschlossen oder auch angenommen werden müssen. Insbesondere ist wegen prognostischer Beurteilung, therapeutischer Konsequenz oder Forensik Vorsicht zu empfehlen, wenn auch ein Druck zu schneller und gleichzeitig möglichst sicherer Festlegung bestehen mag, z.B.

- Milzhämatome — Milzhämangiome
oder:
- Lungengranulome — Lungenneoplasien
oder:
- Nierendegeneration — Postmortale Veränderung.

Für die Differentialdiagnose gilt gleichermaßen die Bemühung um eine getrennte Nennung von morphologischer und ätiologischer Differentialdiagnose, da beispielsweise eine pathologische Veränderung durch unterschiedliche Ursachen hervorgerufen werden kann, z.B.:

- Granulom
  - Mycobacterium
  - Habronema
  - Fremdkörper
oder:
- Leberzirrhose
  - chronische Kupfervergiftung
  - toxische Pflanzensubstanzen
  - bestimmte Virusinfektionen.

E. Postmortale Veränderungen

Diese morphologischen Abweichungen werden beschrieben, aber bei der Aufzählung der Diagnosen deutlich abgesetzt und als postmortale Veränderungen gekennzeichnet; in Betracht kommen z.B.
- postmortale Zusammenhangstrennung
- Fäulnis
- blutige oder gallige Imbibition
- Sulfmethämoglobin
- postmortale Verlagerung

Bedeutung haben diese Veränderungen bei der Bestimmung des Todeszeitpunktes und auch zur realistischen Abschätzung des Wertes weiterführender Untersuchungen. Vorsicht: Postmortale Veränderungen können vitale Läsionen überlagern oder verfälschen!

F. Weiterführende Untersuchungen

Die Art sowie der Umfang von zusätzlichen Spezialmethoden richten sich nach dem Einzelfall und dem individuellen Interesse. Es ist möglichst kritisch abzuwägen, welche weiteren Untersuchungen sinnvoll zu vertreten sind. Im Zweifelsfall genügt häufig eine sachgerechte Gewebe- oder Materialreservierung, um nach ersten orientierenden Untersuchungen eine weitere Einengung der Methodenwahl vorzunehmen. Vorbericht und bisherige Befunde sind im wesentlichen mitzugeben.

1. Histologie

In Verfolgung einer Fragestellung oder eines frühen gerichteten Verdachtes können sofort Verarbeitungen des Nativmaterials notwendig werden, *bevor* ein Fixans verwendet wird, z.B.:
— Entnahme für mikrobiologische Untersuchungen
— Ausstriche und Abklatsch (Blutzellen, Erreger, Neoplasie, Enzyme)
— Dokumentation mittels Fotografie
— Gefrierschnitte (Fettnachweis, Enzymhistochemie, Immunfluoreszenz)
— Gewebekultur, Chromosomendarstellung.

Fixation sollte unmittelbar nach Entnahme erfolgen. In der Regel genügt 5–10%iges Formalin, welches aus dem relativ preiswerten und handelsüblichen 40%igen Formaldehyd durch Verdünnung mit Leitungswasser hergestellt wird. Formalindämpfe sind gesundheitsgefährdend, deshalb soll diese Flüssigkeit unter einem Abzug oder nur in gut durchlüfteten Räumen stehen und direkter Hautkontakt bzw. Inhalation vermieden werden.

Stabile Klarsichtgefäße mit weitem Hals und festem Verschluß sind aus Sicherheit zur raschen Orientierung und aus Gründen schneller Beschickung und bequemer Entnahme empfehlenswert, weiterhin ist auf gute Standfläche, problemlose Reinigung und nicht zu hohe Form zu achten. Zum längeren Aufbewahren sind stapelbare Kunststoffbehälter sehr geeignet. Beschriftung.

Das Gewebe soll von einer etwa 10fachen Menge Fixiermittel umgeben sein und darin bewegbar bleiben. Ist dies nicht möglich oder erscheint das Gewebe sehr bluthaltig, muß das Fixans mehrmals gewechselt werden. Um ein Ankleben am Boden des Gefäßes und damit schlechte Fixierung von dieser Seite aus zu vermeiden, wird etwas saugfähiges Gazegewebe untergelegt. Ebenso wird zur besseren Oberflächenfixierung die Gaze auf schwimmendes Gewebe gelegt.

Hinsichtlich der Größe des zu entnehmenden Gewebes gilt der alte Spruch „so groß oder so viele wie nötig und so gezielt wie möglich". Um eine schnellere Fixierung zu erreichen, ist es besser, nur maximal 0,5 cm dicke Stücke einzulegen. Wenn eine Kontinuität bei Neoplasien oder komplexeren bzw. größeren Organveränderungen vorerst erhalten bleiben soll, empfehlen sich entsprechende Einschnitte.

Um mechanische Artefakte zu reduzieren, werden weiche Gewebe in toto anfixiert und nach besserer Schneidbarkeit weiter präpariert. Bei Gehirnen können dadurch mehrere Tage vergehen und nach Anlegen orientierender Grobschnitte noch einmal eine Zeitspanne, bis gezielte Stücke aus diesem langsam fixierenden Organ herausgeschnitten werden sollten.

2. Toxikologie

Zur Analyse auf Giftsubstanzen soll insbesondere Magen- und Darminhalt sowie Lebergewebe gesichert werden, daneben könnten auch Niere, Lunge oder Haut in Betracht kommen.

Das Material wird entweder in saubere, verschließbare Behältnisse oder in verschweißte Schlauchfolie aufgenommen und beschriftet. Wenn eine Untersuchung nicht sofort möglich ist, sollte das Untersuchungsgut eingefroren werden. In diesem Zustand ist auch eine Verschickung gut möglich, ggf. mit weiterer Kühlung (Eis) oder Isolierung (Styropor).

Häufig wird das Einfrieren bis zum Abschluß von histologischer oder mikrobiologischer Untersuchung vorgenommen, weil dann mancher Vergiftungsverdacht bereits relativiert werden und auch in dieser Zwischenzeit die Kostenübernahme der toxikologischen Untersuchung durch den Auftraggeber geklärt werden kann.

3. Virologie

Zur Untersuchung werden native Teile von verändertem Gewebe benötigt; günstig ist das Mitsenden regionärer Lymphknoten, Blutserum oder Darminhalt.

Die Proben werden in Schließgläschen, verschweißbare Plastiktütchen bzw. Schlauchfolie oder Petrischalen mit Klebeverschluß gegeben und beschriftet.

Falls die Untersuchung nicht unmittelbar erfolgt, ist schnelles Tiefgefrieren für die Lagerung und Kühlung für den späteren Transport zu empfehlen.

Bei der Entnahme vom Organ ist das zentrale Gebiet mit einer bakteriellen Sekundärinfektion und auch weitere Kontamination zu meiden. Es ist jedoch auch damit zu rechnen, daß bereits vorher oder auch weiterhin Keimbesiedlund und Ausbreitung erfolgen kann. Bei wäßrigem Exsudat (Katarrh) ist auch Tupferprobe oder Auffangen von Flüssigkeit in ein Röhrchen möglich.

Bei Sicherung von vitalen Zellen für die Gewebekultur ist Aufnahme von Gewebestückchen in ein Nährmedium erforderlich. Die Verwendung der schockgefrorenen Zellen ist versuchsweise ein Ersatz.

4. Bakteriologie

Die infizierten oder die dafür verdächtigen Gewebsveränderungen werden getrennt in verschließbaren Behältnissen oder zugeschweißten Plastiktüten verwahrt und beschriftet. Nach Möglichkeit sollen größere Stücke entnommen werden, wobei die Schnittflächen günstigerweise in nicht oder weniger veränderten Bereichen liegen sollten, um eine Kontamination oder Keimverstreuung zu verringern.

Für dieses gleiche Ziel wird ein interessierendes Darmlumen vorerst nicht geöffnet sowie beidseitig abgebunden und bleiben ein Gelenk, die Gallenblase, ein Röhrenknochen oder ein Lymphknoten uneröffnet. Aus Hohlräumen ist die Flüssigkeitsentnahme auch mittels Tupfer oder Spritze günstig.

Die Untersuchung ist unmittelbar einzuleiten.

5. Mykologie

Im Prinzip gelten gleiche Richtlinien wie für die Probenentnahme zur bakteriologischen Untersuchung.

Von der äußeren Haut können manuell oder mit Hilfe eines Klebestreifens Haare ausgerissen und getrennt kultiviert werden.

6. Parasitologie

Parasiten der äußeren Haut, des Atem- und Verdauungstraktes sowie Herz- und Kreislaufsystems werden eingesammelt, nativ untersucht oder in einem Glycerin-Alkohol-Gemisch konserviert, zusätzlich wird Darminhalt und ggf. Bronchialflüssigkeit für Anreicherungen gesichert.

Grabmilben der Haut werden an mit Kalilauge behandeltem, tiefen Geschabsel gesucht.

Bei Verdacht auf Brutknoten in der Lunge werden diese Veränderungen angeschnitten, mit einem Deckglas abgestreift und auf einem Objektträger breitgequetscht; das Präparat erlaubt eine sofortige mikroskopische Untersuchung auf Eier und Larven.

Neben derartigen Schnell- und Übersichtsmethoden sind bei Verdacht auf Blutprotozoen Blutausstriche mit Giemsa-Färbung angebracht.
Andere Parasiten zeigen typische Entwicklungsstrukturen (z.B. Skolex in Blasen von Zystizerkus oder Echinokokkus, Larven in Unterhaut oder Serosa) oder sind histologisch zu finden (z.B. Toxoplasma, Kokzidien, Trichinella, Amöben) bzw. sind zu vermuten (Bohrgang, Granulom, Parasitenrest, Kalk).

G. Gutachten

Das Gutachten enthält die Epikrisis, wobei die Veränderungen bei Organ- bzw. Gewebseinsendung unter den Punkten „Ätiologie" und „Pathogenese" abgehandelt werden.
Bei dieser kritischen Besprechung des Krankheitsablaufs werden alle pathologisch-anatomischen Diagnosen sowie die Befunde der weiterführenden Untersuchungen berücksichtigt.
Die Begutachtung bezieht sich auch auf das Alter und auf die eventuelle Beziehung der Veränderungen zueinander.
Differentialdiagnosen (morphologisch, ätiologisch) sowie die Bedeutung postmortaler Veränderungen werden gewertet.
Die Epikrise ist sowohl eine übergreifende als auch Schlußbetrachtung, wobei Vorbericht und klinische Befunde ebenso einbezogen werden wie die Fragestellung des Auftraggebers.

H. Unterschrift und Qualifikation

Der Befundbericht wird unterschrieben, wobei eine oder mehrere verantwortliche Personen zeichnen können. Die Angabe der Qualifikation dient zur Ableitung einer Autorität bzw. zur Relativierung der getroffenen Aussagen.

9 Tumorbericht

Name, Anschrift						Ort, Datum

A. 1. Organteil bzw. Gewebe
   2. Vorbericht
      a) Lokalisation der Gewebeentnahme
      b) Nationale des Tieres
      c) Besitzer
      d) Auftraggeber der Untersuchung
      e) Klinische Anamnese
         − Dauer der Veränderung
         − Geschwindigkeit des Wachstums
         − Abgrenzbarkeit
         − Bisherige Behandlung
         − Rezidiv
         − Gleichartige Veränderung an anderer Stelle
         − Metastasenverdacht
         − Allgemeinbefinden des Tieres
      f) Gewebebehandlung nach Entnahme
      g) Spezielle Fragestellung
   3. Untersucher

B. Beschreibung
   1. Makroskopische Beschaffenheit
      a) Behälterzustand
      b) Medium (nativ, fixiert, gefroren)
      c) Größe, Form, Konsistenz, Farbe, Struktur
      d) Umgebungsgewebe
   2. Pathologische Histologie
      a) Tumorparenchym
      b) Verhalten gegenüber Umgebungsgewebe
      c) Stroma, Gefäße, übriges Gewebe
      d) Spezialmethoden
      e) Dignität

C. Pathologisch-histologische Diagnosen

D. Differentialdiagnosen

E. Veränderungen nach der Entnahme

F. Weiterführende Untersuchungen

G. Gutachten

H. Unterschrift

Erläuterungen zur Formulierung eines Tumorberichts

A. *1. Organteil bzw. Gewebe*

Das Untersuchungsgut wird mit übergeordneten Begriffen kurz bezeichnet, z.B.:
Zehe mit Tumor oder Hautknoten oder veränderte Muskulatur.

2. Vorbericht

a) Lokalisation der Gewebeentnahme

Genaue Bezeichnung des Gewebesitzes; diese Information ist wichtig, weil es bestimmte Veränderungen mit typischer Lokalisation gibt, wobei auch bereits prognostische Hinweise an den Einsender gegeben werden können, z.B.:
Melanom der Maulschleimhaut des Hundes, i.d.R. maligne — Sarkoid an Gesichtsöffnung des Pferdes, Rezidivgefahr — Lymphosarkom eines Kopflymphknotens bei der Katze, Leukoseverdacht — STICKER-Sarkom Vagina, Transplantatmetastasierung möglich.

b) Nationale des Tieres

Rasse, Alter und Geschlecht können ebenfalls wichtige Anhaltspunkte ergeben, da jeweils statistische Häufungen bekannt sind, z.B.:
— Histiozytom der Haut beim jungen Hund,
— Mastzellentumor der Kutis beim älteren Boxer,
— Zwischenzellentumor des Hodens beim alten Rüden,
— Multiple Form des ICE beim Norwegischen Elchhund,
— Adenokarzinom der Mamma bei der Katze,
— Melanom beim alten Schimmel und DUROC-Schwein.

c) Besitzer

Anschrift und möglichst Telefon-Nr. für eventuelle Rückfragen sowie Schnellinformationen (Infektiosität, Dignität, Genetik, Forensik).

d) Auftraggeber

Dieser erhält den Bericht und die Liquidationsforderung; auf vollständige Anschrift achten; möglichst Telefon-Nr. für eventuelle Rückfragen sowie Schnellinformationen, z.B. über Infektiosität, Dignität, Genetik oder Forensik.

e) Klinische Anamnese

Alle Beobachtungen des Tierbesitzers sowie die Feststellungen und bisherigen Bemühungen des Tierarztes sollten mitgeteilt werden.

Insbesondere sind die Angaben über Dauer und Wachstumsgeschwindigkeit der Veränderung, ein- oder mehrfaches Vorkommen, Abgrenzbarkeit gegenüber dem umgebenden Gewebe (z.B. gut abgesetzt, verschieblich, fließender Übergang, fest mit Unterlage verbunden), Farbwechsel, Juckreiz, Geschwürbildung, bisherige Behandlung, Rezidivannahme, Metastasenverdacht sowie über das Allgemeinbefinden des Tieres wichtig.

Mitteilung darüber, ob das Operationspräparat vollständig eingeschickt wurde.

f) Gewebebehandlung nach Entnahme

Empfehlenswert ist die rasche Fixierung nach der Operation, wobei große Tumoren angeschnitten werden sollten. Hinweise zu Lösungen und Behälter sind in dem Kapitel über die Organuntersuchung (Kapitel F.1) gegeben.

Native Versendung muß den Untersucher schnell erreichen, da Autolyse und Fäulnis eintreten sowie Austrocknungsgefahr besteht, erlaubt aber noch zusätzliche mikrobiologische Zusatzuntersuchungen (siehe auch Kapitel über Organuntersuchungen, Kapitel F.3–6).

Einlegen kleiner Teile in Erhaltungsmedium, physiologische Kochsalzlösung oder feuchte Umwickelung kann ein guter Kompromiß sein, obwohl auch hierbei die Verschickung rasch erfolgen sollte.

Gleich verhält es sich mit Kühlverpackung, hingegen ist das Einfrieren wegen häufiger Artefaktbildungen weniger ratsam.

g) Spezielle Fragestellung

Die mit dem Untersuchungsauftrag verbundene Frage wird dem Einsender beantwortet. Häufig interessieren dabei die biologische Wertigkeit, Ursache der Veränderung, Dauer des Gewebsprozesses, eventuelle Anzeichen für Metastasierungsgefahr, Vollständigkeit der Entnahme oder einbezogene Gewebsteile.

3. Untersucher

Der oder die für die Untersuchung verantwortlichen Personen werden namentlich benannt.

B. Beschreibung

1. Makroskopische Beschaffenheit

a) Behälterzustand

Besonderheiten des Transportbehältnisses, welche eine offensichtliche Beeinträchtigung für das Untersuchungsgewebe ergaben, werden notiert: z.B. zerbrochenes Glas, ausgelaufenes Medium, plattgedrückt, deformiert, zu enger Hals für Herausnahme, zu klein für schwimmende Fixierung.

b) Medium

Menge und Art des Aufbewahrungs- bzw. Fixiermittels; Farbangabe; ungefähre Ermittlung der Relation zur Größe des Gewebes;

evtl. nicht vorhandenen Fixierzustand erwähnen, möglicherweise hat der Einsender dies begründet oder wünscht eine spezielle Zusatzuntersuchung (z.B. Mikrobiologie); bei kleinen Proben besteht dabei allerdings die Gefahr der Eintrocknung;

bei gefrorenen oder gekühlten Geweben den Tauzustand bzw. das Kühlmaterial angeben.

c) Größe, Form, Konsistenz, Farbe, Struktur

Für diese Punkte gelten die allgemeinen Kriterien, welche bei der Organuntersuchung aufgeführt sind (siehe dort Abschnitt B.);

bei der grobsinnlichen Beschreibung können bereits wichtige Merkmale über Wuchsform, Zerfall bei schnellem Wachstum, Beziehung zum umgebenden Gewebe, Blutung, enthaltene Lymphknoten und Abgrenzungstendenz ermittelt werden;

für die weitere histologische Untersuchung werden entweder Querschnitte durch den Gesamttumor oder verschiedene Areale unterschiedlicher Bereiche des Tumors herausgeschnitten, das vorerst zurückbleibende Gewebe wird bis zur Diagnosestellung für eventuelle Nachschnitte weiter asserviert;

es ist unbedingt notwendig, Partien aus dem Kontaktbereich zum umgebenden Gewebe zu untersuchen, um die Vollständigkeit der operativen Entfernung abzuschätzen.

d) *Umgebungsgewebe*

Menge und Art sowie Beschaffenheit des um den Tumor gelegenen Gewebes wird beschrieben; dieses wird auf keinen Fall weggeschnitten, sondern in natürlichem Zusammenhang mit dem Tumor belassen;

sorgfältige Suche nach Lymphknoten, Lymphbahnen, Gefäßen und eventuellen Zeichen für entfernt liegende Tumorstrukturen.

2. *Pathologische Histologie*

a) *Tumorparenchym*

Beschreibung des neoplastischen Zellanteils unter besonderer Berücksichtigung morphologischer und funktioneller Differenzierungszeichen, Atypien, Mitosen, Regression, Lokalisation.

b) *Verhalten gegenüber Umgebungsgewebe*

Ausbreitung des Tumors durch Verdrängung oder Hineinwachsen in umgebendes Gewebe;
— Ausbildung und Dicke einer sogenannten Tumorkapsel;
— Öffnung von Gefäßen, Gängen und Oberflächen.

c) *Stroma, Gefäße, übriges Gewebe*

— Menge und Verteilung im Tumor;
— Beschaffenheit innerhalb und außerhalb des Tumors;
— entzündliche Infiltration.

d) *Spezialmethoden*

Färbungen zum Nachweis von morphologischen und funktionelle Differenzierungsanzeichen sowie auch von atypischen Strukturen, z.B.
— Prämelanosomen, metachromatische Granula,
— pyroninophile Substanzen, Kollagenfasern, Sekrettropfen,

Hormonproduktion, Phagozytose, Immunaktivität, Enzymausstattung.
Gebräuchliche Spezialmethoden sind
— Faserfärbungen, Versilberungen, Fett-, Glycogen-, Heparin-, Esterase-, Peroxidase-, Mukopolysaccharid-, Ribosomen-, Lysosomen-, Tyrosinase-, Antikörper-, Antigen- oder Muzinnachweis
mittels Licht- und Elektronenmikroskopie, Histochemie, Immunhistologie oder Gewebekultur.

e) *Dignität*

Das biologische Verhalten wird in der Regel mit Gut- oder Bösartigkeit bezeichnet und wird im wesentlichen von der histologischen Struktur abgeleitet. Wichtigstes Zeichen der Malignität ist die Metastase; es folgen Entdifferenzierung, Atypien, Infiltration, Mitosenreichtum und Regression.

Es ist möglich, daß ein Tumor von der Morphologie her als gutartig eingestuft wird, jedoch durch spezielle Funktion oder Lokalisation lebensbedrohliche Auswirkungen zur Folge hat, z.B.:
— Schilddrüsenadenom mit plötzlicher Hormonausschüttung,
— Gliom mit Kompression des Atemzentrums,
— Lipoma pendulans mit Darmverdrehung,
— Hämangiom mit innerer Verblutung.

C. Pathologisch-histologische Diagnosen

Der Name für die Neoplasie wird aus zwei Merkmalen gebildet: einmal aus der morphologischen und funktionellen Zuordnung der neoplastischen Proliferation zu einem Ursprungsgewebe und zum anderen aus der biologischen Wertigkeit (Dignität), z.B.:
— Bronchialdrüsenkarzinom,
— malignes Melanom,
— benigner Mammamischtumor.
— Lipofibrom.

Es ist sinnvoll, die jeweils für den individuellen malignen Tumor vorliegenden Kriterien ebenfalls zu nennen, weil sich daraus wichtige prognostische Hinweise ergeben können, z.B.:
— komplexes Karzinom mit Lymphknotenmetastase,
— Fibrosarkom mit Gefäßeinbruch,
— Adenokarzinom mit Atypien und Kapselinfiltration,
— gering differenzierter Mastzellentumor mit Regression.

Ebenfalls zu den Diagnosen gehören die weiteren Veränderungen an dem untersuchten Gewebe, z.B.:
- Keratose des Nachbarepithels, Hyperpigmentierung,
- chronische Entzündung, Fibrose, Hämorrhagie,
- Kollagendegeneration, Fremdkörpergranulome,
- Atrophie des Hodenparenchyms, Infarkt.

D. Differentialdiagnosen

Bei entdifferenzierten Tumoren, embryonalen Geschwülsten oder Multiplizität mit Atypie kann die Zuordnung zu einem Ausgangsgewebe und damit auch die genaue Benennung schwierig sein, es kommen dann Differentialdiagnosen bzw. übergeordnete Fachausdrücke in Betracht, z.B.:
- gering differenzierte Karzinome in Leber, Pankreas, Lunge und Niere, Ausgangsorgan unsicher,
- entdifferenziertes Blastom im Retroperitonealraum,
- Meristom,
- Stammzellenleukose, myelomonozytär?

Zu den Differentialdiagnosen benigner Neoplasien gehören häufig lokale Gewebszubildungen, z.B.:
- Adenom Adenohypophyse, Leber, Nebennierenrinde oder *Leydig*sche Zwischenzellen – Diff. Diagn.: knotige Hyperplasie,
- Lipom   – lokale Fettgewebsansammlung,
- Fibrom – tumorförmige Koriumsklerose.

Als Differentialdiagnosen im weiteren Tumorsinn kommen umschriebene Umfangsvermehrungen nichtneoplastischer Genese in Betracht, hierzu können z.B. Gefäßmißbildungen, überschießende Gewebsreparation oder Regeneratknoten gehören.

Schließlich gibt es weitere Lokalveränderungen, die klinisch als Tumor imponieren, in der Regel aber durch die histologische Untersuchung eingeordnet werden können, z.B. Granulom, Abszeß, Hämatom, Zyste.

E. Veränderungen nach der Entnahme

Fehlende oder mangelhafte Fixierung, zu spätes Verbringen in ein Erhaltungsmedium oder zu langsame Durchkühlung des Gewebes begünstigen durch weitere Enzymwirkung die Zellauflösung oder durch Aktivität von Bakterien die Fäulnis. Die Diagnostik ist in diesen Fällen erschwert oder kann auch zu Fehlschlüssen führen. Deshalb werden der Grad oder bestimmte postmortale Veränderungen angegeben.

F. Weiterführende Untersuchungen

Abgesehen von den bereits genannten Spezialmethoden (siehe unter B.2.d) können zusätzliche Aktivitäten zu einer Erweiterung der Diagnosestellung führen, z.B.:
- Nachweis einer Virusätiologie (Leukose, Papillom)
- Sicherung der Zelltransformation (Übertragung, Gewebekultur)
- Hormonextraktion
- schockartiges Tiefgefrieren von Frischgewebe zur Versendung an spezialisierte Referenzlabors.

G. Gutachten

In der Routinediagnostik wird häufig aus Gründen der beschleunigten Antwort oder in der Annahme, daß der Einsender auch mit einer Kurzform des Berichtes vertraut und genügend informiert ist, entweder nur ein Gutachten formuliert bzw. lediglich die Diagnose mitgeteilt. Selbst dieses erfolgt zum Teil mit dem Hinweis, daß die Befundabgabe unter dem Vorbehalt einer späteren gutachtlichen Stellungnahme ergeht oder der zunächst abgegebene Untersuchungsbericht nicht ohne ausdrückliche Rückversicherung bei dem verantwortlichen Untersucher als Gutachten verwendet werden darf.

Das Gutachten des Tumorberichts enthält die formale und nach Möglichkeit auch die kausale Pathogenese der Gewebsveränderungen. Die Reihenfolge der Abhandlung erfolgt gemäß der Bedeutung für den Krankheitsablauf, wobei in der Regel die autonomen (Neoplasien) Veränderungen vor die reaktiven bzw. regulatorischen (Entzündung, Stoffwechselstörung, Hyperplasie, Hormoneinfluß) gesetzt werden.

Differentialdiagnosen, Ergebnisse weiterführender Untersuchungen, pathogenetische Wechselbeziehung der Gewebsveränderungen, klinische Anamnese, spezielle Fragen des Einsenders und Veränderungen nach der Entnahme werden in die Schilderung aufgenommen.

Besondere Berücksichtigung muß die biologische Wertigkeit finden, weil sich daraus prognostische Kriterien ableiten lassen. Deshalb sollte trotz der Nennung einer malignen Neoplasie zusätzlich auf eventuelle Anzeichen für Metastase, Gefäßeinbruch, infiltratives Wachstum, Atypie, Differenzierungsgrad, multizentrische Entstehung oder Beschaffenheit des Abgrenzungsgewebes hingewiesen werden. Nicht zuletzt ist die Mitteilung wichtig, daß das Tumorgewebe nicht von unverändertem Gewebe umgeben ist und deshalb möglicherweise keine vollständige Entnahme erfolgen konnte.

Mitunter geht aus einer Diagnose nicht genügend Information hervor oder ist sogar mißverständlich, z.B.:
- solides Basaliom, i.d.R. benigne
- solider Schilddrüsentumor, benigne oder maligne
- solider Drüsentumor der Mamma, i.d.R. maligne
- Mastzellentumor, potentiell maligne
- Lymphosarkom, Generalisierungsgefahr.

Deshalb sollten auch wichtige Daten aus der Literatur über das morphologische Wachstumsverhalten und die mögliche funktionelle Auswirkung enthalten sein, wobei diese statistische Aussage eine prognostische Abwägung für den Individualtumor unterstützen kann.

Schließlich ist auch daran zu denken, daß Fragen hinsichtlich einer Gefahr der Übertragung auf andere Tiere oder auch auf den Menschen beantwortet werden müssen.

H. Unterschrift

Mit der persönlichen Signatur wird die Verantwortung für die Aussage übernommen. Eine oder mehrere Untersucher können unterschreiben, wobei die Angabe der Qualifikation zur Ableitung einer Autorität bzw. zur Relativierung der Diagnose und Wertung dienen kann.

Literatur

Baker, F.J. und *R.E. Silverton:* Introduction to Medical Laboratory Technology. 5th Ed., Butterworth, London, Boston 1976

Benirschke, K., F.M. Garner und *T.C. Jones* (Editors) mit zahlreichen Mitwirkenden: Pathology of Laboratory Animals, Vol. I und II. Springer-Verlag, New York-Heidelberg-Berlin 1978

Blobel, H., und *Th. Schliesser* (Herausgeber) mit zahlreichen Mitwirkenden: Handbuch der bakteriellen Infektionen bei Tieren, Bd. 1. Gustav Fischer Verlag Stuttgart-New York 1979

Boch, J., und *R. Supperer:* Veterinärmedizinische Parasitologie. 3. Aufl., Verlag Paul Parey, Berlin-Hamburg 1983

Brühann, W.: Das öffentliche Veterinärwesen. Verlag Paul Parey, Berlin-Hamburg 1983

Coles, E.H.: Veterinary Clinical Pathology. 3rd Ed., W.B. Saunders Company, Philadelphia-London-Toronto 1980

Dahme, E., und *E. Weiss,* weitere Mitwirkung von *R. Rudolph* und *E. Schäffer:* Grundriß der speziellen pathologischen Anatomie der Haustiere. 3. Aufl., Ferdinand Enke Verlag, Stuttgart 1983

Dobberstein, J.: Richtlinien für die Sektion der Haustiere. Für Tierärzte und Studierende der Veterinärmedizin. 7. Aufl. Verlagsbuchhandlung von Richard Schoetz, Berlin 1950

Ebert, U.: Vogelkrankheiten. 3. Aufl., Schaper Verlag, Hannover 1984

Hilbrich, P.: Krankheiten des Geflügels. 3. Aufl., Kuhn Verlag, Villingen-Schwenningen 1978

Hrobin, R.W.: Histochemistry: An Explanatory Outline of Histochemistry and Biophysical Staining. Gustav Fischer Verlag, Stuttgart-New York 1982

Hsiung, G.D.: Diagnostic Virology. An Illustrated Handbook, 2nd Ed., Yale University Press, New Haven-London 1973

Kitt, Th. (Begründer): Lehrbuch der Allgemeinen Pathologie. Herausge. von *L.-Cl. Schulz,* gemeinsam mit *E. Dahme, W. Drommer, H. Köhler, C. Messow, B. Schröder* und *G. Trautwein.* 9. Aufl., Ferdinand Enke Verlag, Stuttgart 1983

Köhler, H., und *H. Kraft,* weitere Mitarbeit von *P. Bydlinski* und *W. Schleger:* Gerichtliche Veterinärmedizin. Ferdinand Enke Verlag, Stuttgart 1984

Krause, C.: Lehrbuch der Sektion der Haustiere. Verlag Urban & Schwarzenberg, Berlin-Wien 1933

Marx, H.: Medizinische Begutachtung. 4. Aufl., Georg Thieme Verlag, Stuttgart-New York 1981

Michler, M., und *J. Benedum,* weitere Mitwirkung von *I. Michler* und *M. Michler:* Medizinische Fachsprache. 2. Aufl. Springer-Verlag, Berlin-Heidelberg-New York 1981

Mueller, B., mit zahlreichen Mitwirkenden: Gerichtliche Medizin, Teile 1 und 2, 2. Aufl., Springer-Verlag, Berlin-Heidelberg-New York 1975

Piechocki, R.: Makroskopische Präparationstechnik. Leitfaden für das Sammeln, Präparieren und Konservieren, Teil 1. Wirbeltiere. 2. Aufl., Akademische Verlagsgesellschaft Geest & Portig K.-G., Leipzig 1967

Rooney, J.R.: Autopsy of the Horse. Technique and Interpretation. The Williams & Wilkins Co., Baltimore 1970

Sandersleben, J.v., K. Dämmrich und *E. Dahme:* Pathologische Histologie der Haustiere. Gustav Fischer Verlag, Stuttgart 1981

Stünzi, H., und *E. Weiss,* weitere Mitwirkung von *K. Dämmrich, E. Karbe, H. Loppnow, A. Mayr, J.v. Sandersleben* und *Th. Schliesser:* Allgemeine Pathologie für Tierärzte und Studierende der Tiermedizin (begr. von Walter Frei). 7. Aufl., Verlag Paul Parey, Berlin und Hamburg 1982

Winkle, S., mit zahlreichen Mitwirkenden: Mikrobiologische und serologische Diagnostik mit Berücksichtigung der Pathogenese und Epidemiologie. 3. Aufl., Gustav Fischer Verlag, Stuttgart-New York 1979

Sachregister

Ätiologie 37, 49
Allgemeindiagnose 35, 43
Anamnese s. Vorbericht
Aorta 11, 29
Auftraggeber 25, 52
Auge 33
Ausfüllungsgrad, Thorax 31

Band 27
Bauchfell 28
Bauchhöhle 4f
Bauchspeicheldrüse 29
Bericht, Obduktion 22ff
–, Organ 39ff
–, Tumor 50ff
Beckenhöhle 5f
Befundbericht 39ff
Behälterzustand 53
Beschaffenheit, Organ 41
Beschreibung 25f, 39, 40, 50, 53
Besichtigung, äußere 22, 26f
–, innere 22ff, 27f
Blutgefäß 11, 31, 34
Blutgerinnung 28
Brustfell 31
Brusthöhle 6ff
Bursa Fabricii 20, 30

Darm 4, 5, 11, 14, 15, 20, 28
Diagnose 25f
–, ätiologisch 36
–, morphologisch 36
–, pathologisch-anatomisch 35f, 42ff, 49
–, pathologisch-histologisch 55f
Differentialdiagnose 36, 45, 49, 56
Dignität 55

Epikrise 37f, 49

Farbe 41
Flüssigkeitsgehalt 42
Form 41

Galleabfluß 4, 5
Gallenblase 14, 15, 20
Gallengang 4
Gasnachweis, Thorax 31
Gehirn 3, 12, 13, 15, 33
Gekröse 4, 29
Gelenk 2, 3, 9, 17, 27, 34
Geruch 41
Gesamtdiagnose 35f, 44
Geschlechtsorgane, männlich 5, 6, 21, 30
–, weiblich 5, 6, 20, 30
Gestalt 41
Gewebebehandlung 46ff, 52
Gewebeentnahme 46ff, 51, 54
Gewicht 41
Größe 41
Gutachten 37f, 49, 57f

Habitus 27
Halsorgane 3, 6, 8, 17, 32
Harnröhre 4, 5
Harnweg 6, 29
Haut 2
Herz 7, 31
Herzbeutel 31
Herzschnitt 7f, 20
Hirnhaut 33
Histologie, pathologische 54
Hohlvene 29
Hufbein 13
Hund 1, 2
Hypophyse 33

Inhalt, Körperhöhle 28, 30

Katze 1, 2
Klauenbein 14, 16
Kloake 20, 28
Knochen 9, 12, 15, 27
Knochenmark 9, 14, 16, 21, 27
Körperlymphknoten 8, 27
Körperoberfläche 27

Körperöffnung 27
Konsistenz 41
Kopf 3, 12, 14, 16, 17ff

Leber 4, 15, 29
Leibeshöhle 19ff
Ligatur 4, 11, 14, 15
Luftsack 12, 31, 32
Lumen 42
Lunge 8, 21, 31
Lymphknoten 8, 21

Magen 4, 15, 20, 28
Makroskopie 40ff, 53f
Maulhöhle 3, 32
Mediastinum 31
Medium 46ff, 53
Milchdrüse 28
Milz 11, 28
Mineralisation 10, 21
Muskel 2, 5, 21, 27

Nabel 15
Nasenhöhle 4, 13, 14, 16, 19, 33
Nasennebenhöhle 13, 16, 19, 33
Nationale 24, 51
Nebenniere 29
Nerv 21, 34
Netz 28
Niere 5, 6, 21, 29

Obduktion 1
Obduktionsbericht 22ff
Ohr 34
Organdiagnose 35, 43f
Organlage 4, 28, 31
Organlymphknoten 30, 32, 33
Organuntersuchung 39ff

Pankreas 4, 12, 20
Pathogenese 37, 49
Penis 4, 5
Pferd 11
Protokoll 25

Rachenraum 3, 8, 17, 32
Rückenlagerung 2, 5, 6, 17
Rückenmark 9, 21, 34

Rückenmarkshaut 34
Rückenmarkskanal 33

Schädelhöhle 33
Schnabelhöhle 17
Schwein 14
Schwimmprobe, Lunge 31
Sehne 27
Sehnenscheide 27
Seitenlagerung 2, 5, 6, 11, 15
Sektionstechnik 2, 11, 14f, 17
−, Bauchhöhle 4f, 11f, 14f, 28ff
−, Beckenhöhle 5f, 20, 29f
−, Brusthöhle 6ff, 30ff
−, Euter 11, 15, 16
−, Extremitäten 2, 13, 14, 16, 17
−, Gelenk 2, 12, 13, 34
−, Hals 3, 6, 17
−, Haut 2, 17
−, Knochen 9, 10, 13, 21
−, Knochenmark 9, 13, 14, 21
−, Kopf 3f, 12ff, 32ff
−, Leibeshöhle 19ff
−, Lymphknoten 8, 21
Spezialmethode 54
Struktur 41

Thymus 32
Tierkörperlage 26
Tod, Ursache 37
−, Zeichen 27
−, Zeitpunkt 26
Tumorbericht 50ff

Umgebungsgewebe 54
Unterhaut 14, 27
Unterschrift 38, 49, 58
Untersuchung, weiterführend 37, 46ff, 57
−, −, Bakteriologie 48
−, −, Histologie 46f
−, −, Mykologie 48
−, −, Parasitologie 48f
−, −, Toxikologie 47
−, −, Virologie 47f
−, Zeitpunkt 25

Vogel 17
Vorbericht 25, 40, 50ff
Veränderung, nach Entnahme 56
—, postmortal 36f, 45

Wertigkeit, biologisch 57
Wiederkäuer 15

Zeuge 25, 40
Zwerchfell 4, 5, 28